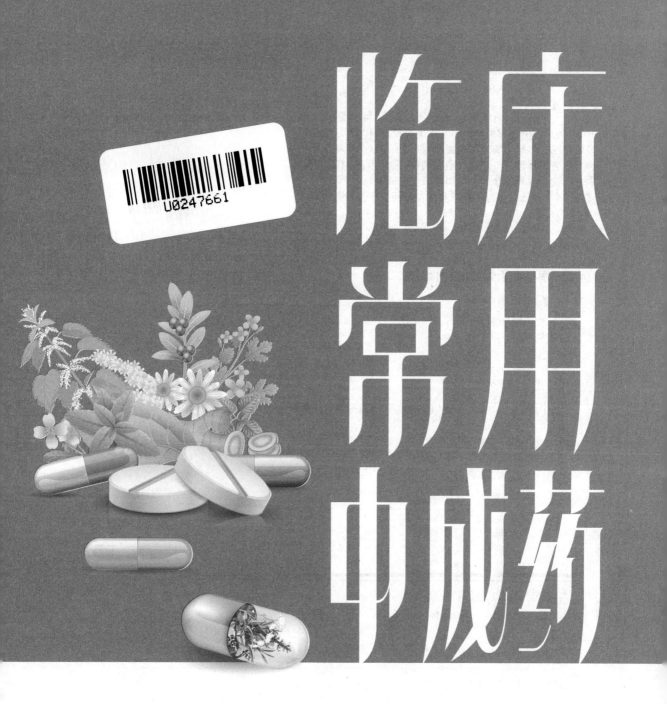

临床常用中成药

主　编◎王学屏　赵会银
副主编◎魏　玮　孙云之　杨小琴　蔡秀婷
主　审◎王开贞

传承
经典

突出
实用

岗课
融通

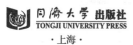
同济大学 出版社
TONGJI UNIVERSITY PRESS
·上海·

内 容 提 要

　　本书坚持"传承经典,突出实用"的编写原则,既体现临床常用中成药辨证施治的原则,又体现中成药的现代研究成果和方向。注重院校教育与基层医疗机构用药相结合,执业岗位素质与知识和能力目标相融合,根据临床用药情况,收编了 100 余种临床常用中成药,系统介绍这些中成药的组成、性状、来源、方剂解读、作用功效、适应病症、用法用量、不良反应及注意事项,使得学生更好地掌握中药相关知识,为学生日后步入工作岗位奠定基础。

　　本书既可作为高等职业教育医药卫生类专业课程的教材或指导书,也可作为相关行业人士的临床参考用书。

图书在版编目(CIP)数据

　　临床常用中成药/ 王学屏,赵会银主编. --上海:
同济大学出版社,2022.12
　　ISBN 978-7-5765-0516-0

　　Ⅰ.①临… Ⅱ.①王… ②赵… Ⅲ.①中成药—临床
应用 Ⅳ.①R286

　　中国版本图书馆 CIP 数据核字(2022)第 232994 号

临床常用中成药

主　编　王学屏　赵会银
副主编　魏　玮　孙云之　杨小琴　蔡秀婷　　**主　审**　王开贞
责任编辑　任学敏　　　**助理编辑**　夏晗丹　　**责任校对**　徐春莲　　**封面设计**　渲彩轩

出版发行　同济大学出版社　　　www. tongjipress. com. cn
　　　　　(地址:上海市四平路1239号　邮编:200092　电话:021-65985622)
经　　销　全国各地新华书店
排　　版　南京月叶图文制作有限公司
印　　刷　启东市人民印刷有限公司
开　　本　787mm×1092mm　　1/16
印　　张　14.5
字　　数　362 000
版　　次　2022 年 12 月第 1 版
印　　次　2022 年 12 月第 1 次印刷
书　　号　ISBN 978-7-5765-0516-0

定　　价　58.00 元

前　言

中医药是中华民族的瑰宝,是中国医学体系的特色和优势,为中华民族的强盛发挥了不可替代的作用,也为世界人民的健康事业作出了杰出贡献。党的二十大更是提出,要促进中医药传承创新发展,推进健康中国建设,把保障人民健康放在优先发展的战略位置。随着医学模式的转变,已有越来越多的国家和地区关注中医药的发展。绿色用药,安全有效地用药,选择天然的中草药,是当今中药发展的潮流。目前,越来越多的中成药由于其安全有效、携带方便、符合人们需要的特点而进入医院、药房以及家庭,受到了广大医护人员和老百姓的欢迎。本书根据临床用药情况,收编了100余种临床常用中成药,系统介绍这些中成药的组成、性状、来源、方剂解读、作用功效、适应病症、用法用量、不良反应及注意事项,使得学生更好地掌握中药相关知识,为学生日后步入工作岗位奠定基础。

本书在编写过程中,坚持以"传承经典,突出实用"为原则,尊重传统理论,传承经典知识,注重院校教育与基层医疗机构用药的结合,采用"功效为主,病证为辅"的模式,将执业岗位素质与知识和能力目标相融合。本书以药为目,科研成果与临床应用形成合力,既体现临床常用中成药辨证施治的原则,又体现中成药的现代研究方向和成果,便于学生在掌握相关知识和技能的基础上,努力做到合理用药,保证临床用药的疗效与安全,为今后的临床工作提供必要的知识背景。

本书收录的中成药的适应病症、用法用量等仅供临床用药参考,不具备法律效力。

本书内容参考了中医经典著作和权威网站,在此表示衷心的感谢。本书的编写得到了山东圣翰财贸职业学院领导的大力支持,学院王开贞副校长兼任本书的主审,做了大量的工作;山东圣翰财贸职业学院王学屏、天津市和平区中医医院赵会银共同担任本书的主编;本书还得到了健康学院刘锋院长和胡肖霞、张玉静等老师的大力支持,在此一并表示深深的感谢。在本书出版之际,编者谨向各位支持和帮助本书编写的领导、临床一线专家、同仁表示崇高的敬意和衷心的感谢!

由于编写时间紧张,编者水平有限,本书内容难免会有不足之处,敬请广大师生予以批评指正,以便今后修订完善。

编　者

2022 年 10 月

目　录

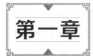

认识中成药

1. 素质目标：增强对中医药文化的认同，树立文化自信，热爱中医药事业，坚定学习信心，内化职业认同。

2. 知识目标：掌握中成药的基本概念及特点；熟悉中成药的起源和发展，着重了解不同历史时期中成药的学术发展特点及代表著作。

3. 能力目标：能够运用中成药总论部分的基本理论知识，指导不同常用中成药的临床应用。

第一节 基本概念

一、中药的基本概念

中药是我国传统药物的总称。它是指以中医理论为指导，以来自中国的天然动物植物和矿物为主要基原，以临床治疗、预防、保健为应用目的的药材。中药品种繁多，发展至今已达近万种。中药是我国人民防病治病和强身健体的主要药品之一，为维护我国人民健康作出了重要贡献。

中药在我国古代又称"本草"，这是因为在天然药材中，植物药材最多、应用最广泛。清代以后，西方医药不断传入，为了有所区别，遂有"中药"这一名称。由此看来，中药的应用虽然已有几千年的历史，但"中药"这一名称却是近百年才出现的。

中药起源于远古时期祖先的觅食活动。远古时期，在祖先寻觅食物时，常会有一些动植物对人体产生各种效应，如发热或退热、便秘或腹泻、致痛或止痛、提神或催眠等，其中有中毒反应,也有药效反应。在长期的生活实践中,人们逐渐了解了哪些动植物能充饥果腹,哪些能祛病强身,哪些会毒害人体,积累了如何利用它们解除某些病痛的经验,进而逐渐形成了早期的中医药知识。正如《三皇本纪》所言,神农氏"以赭鞭鞭草木,始尝百草,始有医药",并有传说"神农……尝百草之滋味,察水泉之甘苦,令民知所避就。当此之时,一日而遇七十毒"(《淮南子·修务训》)。可以说,我国古代医药知识的萌芽、积累过程,是古代先民在生活实践中反复观察、探索、试验的过程,是"先毒后药""医食同源"的过程。

中药学是专门研究中药基本理论和各种药物的品种来源、采制、性能、功效、临床应用等知识的一门学科,是我国医药学的重要组成部分,也是中医药从业人员必备的专业知识。

二、方剂的基本概念

"方剂"一词最早见于史书的,如《梁书·陆襄传》:"襄母尝卒患心痛,医方须三升粟浆……忽有老人诣门货浆,量如方剂。"最早见于医书的,如《圣济总录》:"然则裁制方剂者,固宜深思之熟计之也。"有关方剂含义的记述,多认为始于《汉书·艺文志》:"经方者,本草石之寒温,量疾病之浅深,假药味之滋,因气感之宜,辩五苦六辛,致水火之齐,以通闭解结,反之于平。"即根据药物的性味和病情的轻重,利用药物气味合化之性能,进行合理配伍,制成具有一定功用、用于解除疾病而使病者机体复常的药方。方剂最初可能来自医家的有效案例记载。在长期临床实践中,人们逐渐认识到某些药物配伍使用对某种病证具有良好疗效,经反复验证、不断完善,而将其固定下来,这些有着特定适应病证的有效配方即是方剂,通常也被称为成方。

方剂学是研究和阐明方剂的制方原理及其临床运用规律的一门学科,方剂学的理论知识是中医理论指导下运用中药防治疾病的经验总结。因此,方剂学课程是介于中医基础与中医临床的一门桥梁课程,也是中医学与中药学类专业必修的主要基础课。纵观历史,中医不同学术流派的学术经验主要集中反映在其所创制的方剂中。许多方剂反映了制方者在特定知识背景下,结合临床实际,对既有理论和经验的某种应用和创新。方剂源于不同的医学流派,出自历代不同医家之手,体现了不同制方者的学术风格及其独特的诊疗经验。因此,一首方剂就是一位医家的学术精华,众多方剂则汇聚成了中医药学术经验的宝库。

三、中成药的基本概念

(一)中成药的概念

中成药是以中药材为原料,在中医药理论指导下,为了预防及治疗疾病的需要,遵循中医方剂的组成原则配伍,按照规定生产工艺和质量标准制成一定剂型,并获得国家药品监督管理部门的批准,可以在市场上以商品形式出售的中药制成品,简称成药,又称为中药成方制剂。

中成药是中医药的重要组成部分，有着悠久历史和丰富内容，是历代医家在长期临床实践中总结而成的方剂基础上，不断吸收制药技术发展的成果制备而成，以疗效显著，服用、保存、携带方便以及副作用小而著称。中成药可供临床辨证使用，或患者根据需要直接购用（限非处方药）。

中成药学是以中医药理论为指导，研究和阐述中成药的基本理论、组方原理、剂型工艺、功能主治、药理毒理及其临床运用的一门学科。中成药学的基本任务是研究分析中成药的处方组成、配伍理论及制备方法，探讨分析中成药的功能、主治与适应证；培养相关人员临证合理应用中成药的能力，使其学会应用现代科技知识和方法改进中成药制备工艺，研究和开发新剂型、新品种，提高产品质量及其临床疗效。

（二）中成药的特点

相对于中药药材而言，中成药治病节省了中药汤剂所必要的煎煮时间，更因其能随身携带，无需煎煮器具，故而使用十分方便。由于中成药多为经过一定特殊加工浓缩而成的制成品，故其每次需用量远远少于中药汤剂；而且成药已几乎消除了中药汤剂服用时特有的气味等不良刺激，因而也较易被大众所接受。因此，中成药具有性质稳定、疗效确切、毒副作用相对较小，服用、携带、贮藏保管方便等特点。

第二节　发展简史

中药学理论是古人在长期医疗实践中逐步积累完善而形成的。早在100多万年以前，古代先民为了生存，在同大自然、猛兽作斗争的过程中，逐步积累了原始的医药知识。火的发现使人类由生食到熟食，促进了大脑的发育，并且人们在用火时，身体某一部位偶尔火烤后感到舒服、疼痛减轻，于是人们将兽皮、树枝、沙土烘烤后敷贴在身体的受伤部位或痛区，逐步形成了原始的"烫法"和"灸法"。人们为了生存，在寻找食物充饥的过程中，经过无数的实践，逐步发现和认识到某些动植物对人体有害，某些动植物对人体有益。《淮南子·修务训》记载："神农……尝百草……当此之时，一日而遇七十毒。"生动地反映了先民发现药物、积累药物学知识的过程。

先民的医药学知识在春秋战国至汉代之际发生了关键性的变化。这一时期出现了我国现存最早的系统医学典籍《黄帝内经》、临床医学专著《伤寒杂病论》以及药学典籍《神农本草经》，从而完成了古代中医药学从经验到理论的升华。据统计，我国现存的古代本草书籍有四五百种。丰富的本草典籍与文献资料，记录了我国传统医药学的宝贵经验和卓越贡献，展示了中药学的发展过程，是我们学习和研究中药学的理论基础。尤其是各个历史时期的代表性本草著作,反映了中药学发展的主流。

历代医药典籍记载的方剂甚多,很多中医药典籍记载了方剂的组成、临床应用及相应剂型。这些成方经过历代医家不断地应用、积累,以及不断精进的制药理论与技术的锤炼,演变和发展,形成了今天丰富多彩的中成药品种。

一、战国、秦汉时期

中成药的起源可以追溯到夏商时期,早在殷墟的甲骨文里就有"鬯其酒"的记载。据汉代班固解释:"鬯者,以百草之香,郁金合而酿之成为鬯。"(《白虎通义·考黜》)可见"鬯其酒"就是酿制芳香的药酒。这是最早关于酒剂的文字记载,可以看作是中成药的雏形。

1973年,在长沙市马王堆三号汉墓出土的帛书——《五十二病方》记载了诸如癫疾、痫、瘅等内科疾病,金伤、痈、痔、瘘等外科疾病,子痫类的妇科疾病,惊风类的儿科疾病及目疾类的五官科疾病。学者以为该书成书先于《黄帝内经》,其抄写年代为春秋战国时代,是我国现已发现的最古老的医方。该书现存医方283首,用药247种,用于治疗52种疾病,其中已出现了丸、饼、曲、酒、油膏、丹、胶等许多剂型,以及砭、灸法等非药物疗法。

战国帛书《养生方》和《杂疗方》中记载了7个酿造药酒的方子。这些药酒方较为详细地记载了药酒配方和酿制的具体工艺,其中一个比较完整的制酒方包括10道酿造工序。这是迄今所见最早的药酒酿造记录。

春秋战国时期成书的《黄帝内经》,简称《内经》,分为《素问》和《灵枢》两部分,是我国现存最早的医学典籍。该书引用古医经20多种,其内容包括阴阳五行、五运六气、摄生、藏象、经络、病因、病机、诊法、辨证、治法、针灸、汤液治疗、预防和养生保健等。还记载了13首方剂(被后世称为"《内经》十三方"),其中,除了汤剂以外,还涉及丸(如四乌鲗骨一藘茹丸)、散(如泽术麋衔散)、膏(如豕膏)、丹(如小金丹)、酒(如鸡矢醴)等多种剂型;同时,书中还阐述了君、臣、佐、使的组方原则。因此,《黄帝内经》无论从理论还是从应用方面,都反映了当时的医学发展状况,而且奠定了中医理论的基础,被奉为中医学之经典。

成书于东汉年间的《神农本草经》,简称《本经》,是我国现存最早的药物学专著。本书假借"神农氏"之名成书,但并非出自一人之手。《本经》原书早佚,现存各种版本均系明清以来学者考订、整理、辑复而成。书中序例部分简要地总结了药物的四气五味、有毒无毒、配伍法度、服用方法、剂型选择等基本原则;各论部分载药365种,并创"三品分类法",将药物分为上、中、下三品。该书较系统地总结了汉代以前我国药学发展的成就,创立了早期的本草学理论体系,为中药学发展奠定了基础,对中成药同样具有指导意义。

东汉末年,张仲景著《伤寒杂病论》,是汉代以前医学精华的集成,为一部临床医学的百科全书。书中提出了理、法、方、药的诊治原则,系统总结了许多常见病的诊断要点、治则和有效方药,更创造出辨证论治的临床诊治规范,确立了临床诊治的基本原则和大法,实现了医学理论与医学实践的统一,为中医临床学及方剂学奠定了基础,被称为"方书之祖"。后世将其搜集整理成现今的《伤寒论》和《金匮要略》。《伤寒论》载方113首,《金匮要略》载方 262 首,除去重复者共有方 314 首,基本上概括了临床各科的常用方剂。所载方药组织严谨,用药精当,疗效卓著,沿用至今,后世习称为"经方",如《伤寒论》中的五苓散、乌梅丸、理中丸等,《金匮要略》中的肾气丸、大黄䗪虫丸、鳖甲煎丸、麻子仁丸、薯蓣丸等,均为千古名方。在剂型方面,张仲景记载了汤剂(如十枣汤)、丸剂(如薯蓣丸)、浓缩丸剂(如鳖甲煎丸)、散剂(如瓜蒂散)、酒剂(如红蓝花酒)、饮剂(如芦根汁饮方)、阴道栓剂(如蛇床子散温阴中坐药方)、肛门栓剂(如蜜煎导方)、洗剂(如狼牙汤)、浴剂(如矾石汤)、熏烟剂(如雄黄熏方)、熏洗剂(如苦参汤)、滴耳剂(如捣薤汁灌耳方)、软膏剂(如小儿疳虫蚀齿方)、灌肠剂(如猪胆汁方)等 10 多种剂型,奠定了中成药制剂的基础,为中成药的发展作出了突出的贡献。

二、晋隋唐时期

《本草经集注》成书于南北朝梁代(公元 500 年前后),为陶弘景所著。该书序例部分总结了本草学发展概况,对《神农本草经》条文进行逐一注释,并补充了大量有关中药采收、鉴别、炮制、制剂、合药取量、诸病通用药及服药食忌的内容,大大丰富了药学总论的内容。本书突出的特点在于,首创按药物自然属性分类的方法,将所载 730 种药物分为玉石、草木、虫兽、果、菜、米食及有名未用七类,各类中又结合三品分类法安排药物顺序。该书第一次整理、补充了《神农本草经》,是综合性本草著作编写模式初步确立的标志。

《新修本草》又称《唐本草》,成书于唐显庆四年(公元 659 年),由唐政府组织,长孙无忌、李勣领衔,苏敬等 21 人集体编撰而成。书中载药 850 种,新增药物 114 种,并收载了安息香、诃黎勒、血竭、胡椒等诸多外来药。该书是我国历史上第一部官修本草,也是世界上最早的药典,书中首次采用药物图谱,开创了世界药学著作图文对照的先例。

唐代孙思邈著《备急千金要方》《千金翼方》,共收载成方约 7 000 首,其中磁朱丸、孔圣枕中丹、定志丸等中成药在后世广为流传。后有王焘所著《外台秘要》,也载有苏合香丸(原名吃力伽丸)、五加皮酒等名方,屡用屡验。

三、宋金元时期

宋代由翰林医官院组织编著的《太平圣惠方》,是我国历史上第一部官方组织编写的方书,全书共 100 卷,载方 16 834 首,书中首详诊脉辨阴阳虚实法,次叙处方用药的法则,继而按类分叙各科病证,随列诸方,主治详明,是一部临床实用的方书。其后,由宋徽宗赵佶敕撰的《圣济总录》,系征集民间及医家所献验方和"内府"所藏秘方汇编而成,全书共 200 卷,载方近 20 000 首,涉及内、外、妇、儿、五官、针灸、正骨各科,内容极其丰富,堪称宋代的医学全书。宋代曾设立熟药所,后更名为医药惠民局,是国家经办的专门从事中药生产、销售的机构。《太平惠民和剂局方》是宋代官府药局的成药配方范本,初刊载方 297 首,后经多次重修,增补至 788 首。书中所载之方都是"天下高手医,各以得效秘方进,下太医局试验",而后颁行全国。该书为我国历史上第一部由政府编制的成药药典,其中许多方剂至今仍广泛应用于临床,如二陈丸、牛黄清心丸、参苏丸、槐角丸、十全大补丸、参苓白术散、紫雪丹、至宝丹、小活络丹、逍遥散、平胃散、凉膈散、香连丸、肥儿丸、苏合香丸、藿香正气散等。

《经史证类备急本草》简称《证类本草》,成书于宋代(公元 1098 年),作者唐慎微。书中载药 1 746 种(各种刊本的数字略有出入),药后附方 3 000 余首。该书整理了宋代以前大量经史文献中的药学资料以及民间单方验方,具有很高的学术价值、实用价值和文献价值,是明代《本草纲目》问世之前本草研究的重要文献。李时珍言其"使诸家本草及各药单方垂之千古,不致沦没者,皆其功也"。同时代医家钱乙撰写,其门人阎孝忠编集的《小儿药证直诀》中由金匮肾气丸衍化出的六味地黄丸,成为滋阴补肾的代表成药名方,后世在此基础上加减变化出很多成药,著名的有知柏地黄丸、杞菊地黄丸、归芍地黄丸、都气丸、左慈丸等。同期严用和所著《济生方》中所载的济生肾气丸、归脾丸、橘核丸等均为知名的中成药。陈言所著的《三因极一病证方论》和陈自明所著的《妇人大全良方》等,也对后世方剂学的发展产生了一定的影响。

金元时期名医辈出,最著名的有刘完素、张从正、李杲、朱震亨,在医学理论和临床用药方面各有发挥,后世称为"金元四大家"。

刘完素认为六气皆能化火,所以临床治病主用寒凉药,后称"河间学派"。著有《宣明论方》等书,创制了表里双解法的防风通圣丸,还有栀子金花丸、六一散、舟车丸等。张从正认为治病重在攻邪,邪去则正安,善用汗、吐、下三法,后称"攻下派"。著有《儒门事亲》等书,其中记载的著名中成药有木香槟榔丸、三圣散等。李杲认为脾胃为元气之本,所以治病着重在脾胃,后称"补土派"。著有《脾胃论》等书,创制了三黄丸、补中益气丸、清暑益气丸、朱砂安神丸、中满分消丸、通幽润燥丸等知名中成药。朱震亨认为"阳常有余,阴常不足",治病善用滋阴降火法,对甘寒滋阴一类药物的应用有独到之处,后称"滋阴派"。著有《丹溪心法》等书,创制了大补阴丸、二妙丸、左金丸、保和丸、越鞠丸等沿用至今的著名中成药。

四、明清时期

明代王肯堂所著的《证治准绳》,特点是按证列方,其中所载的中成药有的沿用至今,如小儿羌活丸、小儿健脾丸、四神丸、五子衍宗丸、连翘败毒丸等。张介宾著的《景岳全书》以八阵分类,所载的一些中成药多为当今临床常用的有效品种。他在肾气丸、地黄丸的基础上,又化裁出补肾阳的右归丸、补肾阴的左归丸,以及女金丹、全鹿丸、斑龙丸、天麻丸、河车大造丸、七制香附丸、人参健脾丸、八珍益母丸、当归龙荟丸等。陈实功为外科专家,著有《外科正宗》,创制了很多外科成药,如保安万灵丹、蟾酥丸、银粉散、生肌散、冰硼散、紫金锭、如意金黄散等。其他如龚信在《古今医鉴》中收载的二母宁嗽丸、启脾丸、混元丹等,龚廷贤在《寿世保元》中收载的五福化毒丹、乌鸡白凤丸、艾附暖宫丸、铁笛丸等,均为中成药中的精品。

《本草纲目》成书于明代(公元 1578 年),作者李时珍。伟大的明代医药学家李时珍集毕生精力对本草学进行了全面的整理总结,他采用多学科综合研究的方法,参考了 700 多部有关书籍,历经 27 年的不懈努力,三易其稿,编撰成医药学巨著《本草纲目》。全书共 52 卷,约 200 万字,载药 1 892 种,附方 1 100 余首,将药物按自然属性分列为 16 部共 60 类。该书总结了我国 16 世纪以前的药学成就,是我国大型本草的范本,并在训诂学、语言文字、历史、地理、植物、动物、矿物、冶金等方面也有突出成就,对我国乃至世界医药学和自然科学作出了举世瞩目的巨大贡献,被誉为"东方药物学巨典"。

《本草纲目拾遗》为清代本草代表著作,作者赵学敏,初稿成于乾隆三十年(公元 1765 年),定稿于嘉庆八年(公元 1803 年)。全书共 10 卷,载药 921 味,新增 716 味,创古本草著作增收新药之冠。该书对《本草纲目》进行了补充和正误,总结了我国 16—18 世纪本草学发展的新成就。清代知名的中成药层出不穷,如吴瑭《温病条辨》中的银翘散、桑菊饮,在万氏牛黄清心丸的基础上加味而成的安宫牛黄丸;再如王洪绪《外科证治全生集》中的醒消丸、西黄丸;清代医官吴谦等编修的《医宗金鉴》中的龙胆泻肝丸、一捻金;郑梅涧《重楼玉钥》中的养阴清肺丸。此外,后世所著《清内廷法制丸散膏丹各药配本》中也记载了很多常用中成药,如安坤赞育丸、再造丸、香苏正胃丸、赛金化毒散、二龙膏等,皆为这一时期的中成药佳作。

五、近现代时期

辛亥革命后,受外来文化和西医药学的影响与冲击,传统医药学的发展一度遭受压制,但许多历史悠久的中成药仍以它确凿的疗效和良好的声誉,在人民群众的心目中占有重要地位。在志士仁人的努力下,中成药以其顽强的生命力不断寻求新的发展,形成了自己独特的制备工艺,开始前店后厂的生产经营模式,为近代中药制药产业的发展奠定了一定的基础。

中华人民共和国成立后,政府高度重视中医药事业的继承和发展,并制定了一系列相应的政策与措施,中成药也焕发出勃然生机。中成药的研发与应用得到很大发展,全国各地相继建立了中成药科研、生产、经营的专门机构,中成药挖掘、整理和科研工作不断取得可喜的成果。卫生部(现国家卫生健康委员会)颁布的 1963 年版《中华人民共和国药典》(以下简称《中国药典》),将中药单独成册,列为一部,收载了 197 种中成药,成为了中成药发展史上的一个里程碑。改革开放以来,卫生部新药评审中心(现国家药品监督管理局药品审评中心)特设了中药新药评审,制定了《新药审批办法》(1999 年,已失效),编写了《中药新药研制与申报》(2009)、《中药新药临床研究指导原则》(2002)等指导用书,使中成药的研究开发、注册审批逐步规范化。1977 年版《中国药典》收载 270 种中成药,至 2015 年版共收载 1 493 个中成药品种。中药现代化战略的实施,促进了现代制剂技术的运用,优化和丰富了中药传统剂型,中药在技术创新、药品创新等方面都有了长足的发展。截至 2015 年,中成药有 2 088 家 GMP(药品生产质量管理规范)制药企业,从传统的丸、散、膏、丹等发展到现代的滴丸、片剂、膜剂、胶囊等 100 多种剂型,品种达 1.4 万余种,有近 6 万个药品批准文号。国家统计局数据显示,2019 年我国中药材市场成交额达 1 653 亿元,2016—2019 年年均复合增长率为 10.38%,2022 年我国中药材市场成交额预计达 2 084.67 亿元。

近年来,国家陆续出台了《中医药发展战略规划纲要(2016—2030 年)》《"十四五"中医药发展规划》《"健康中国 2030"规划纲要》等政策文件,中医药已经明确被列为"国家战略""国民经济重要支柱性产业"。《中华人民共和国中医药法》明确提出:"国家鼓励和支持中药新药的研制和生产。国家保护传统中药加工技术和工艺,支持传统剂型中成药的生产,鼓励运用现代科学技术研究开发传统中成药。""生产符合国家规定条件的来源于古代经典名方的中药复方制剂,在申请药品批准文号时,可以仅提供非临床安全性研究资料。""国家鼓励医疗机构根据本医疗机构临床用药需要配制和使用中药制剂,支持应用传统工艺配制中药制剂,支持以中药制剂为基础研制中药新药。"2021 年 7 月,《"十四五"优质高效医疗卫生服务体系建设实施方案》发布,提出要建设 30 个左右国家中医药传承创新中心,重点提升中医药基础研究、优势病种诊疗、高层次人才培养、中医药装备和中药新药研发、科技成果转化等能力,打造"医产学研用"紧密结合的中医药传承创新高地;建设 35 个左右、覆盖所有省份的国家中医疫病防治基地,提高中医药在新发突发传染病等重大公共卫生事件发生时的第一时间快速反应参与救治能力和危急重症患者集中收治能力,带动提升区域内中医疫病防治能力。当前中成药事业拥有光明的发展前景,人们期待着中成药走出国门、走向世界,为现代医药学的丰富和发展作出新贡献。

思考题

1. 简述中成药的基本概念及特点。
2. 简述中成药的发展简史及各时期的主要代表著作。

第二章

中成药的命名和分类

学习目标

1. 素质目标：树立科学的学习观，培养提高学习能力。
2. 知识目标：掌握现代中成药的命名原则；熟悉中成药的分类；了解中成药的命名方法。
3. 能力目标：加深对中成药的认识，具备辨别不同中成药的能力。

　　随着中成药的不断发展，原来的命名方法已不能适应现代中成药的命名，为了理解方便和更好地使用，在既往中药通用名命名的技术要求、原则的基础上，根据中成药命名现状，结合近年来有关中成药命名的研究新进展，2017 年 11 月 28 日，国家食品药品监督管理总局（现国家药品监督管理局）发布《关于发布中成药通用名称命名技术指导原则的通告》（以下简称《指导原则》），同时下发《关于规范已上市中成药通用名称命名的通知》，补上了监管的短板，及时且必须。既体现对中成药命名所具有的传统文化特色的尊重，又使中成药的命名科学规范。中成药主要是根据功效、病证、剂型、作用范围及管理要求进行分类。掌握中成药命名和分类的原则与方法，对合理应用中成药有很好的帮助，也十分必要。

第一节　传统中成药的命名

　　中成药的命名方式基本沿袭了传统方剂的命名法，即每种中药材、中药饮片及中药提取物质的中成药命名，都由体现方药特征与表示剂型的两部分组成。由于中成药的历史悠久,方药特征多种多样,制方命名的人往往从自身角度出发,根据处方来源、产地、主要药物、处方组成、主要功效、主治病证、服用剂量等方面的特征命名,因而中成药的命名方式是多样的。

一、以处方来源命名

根据处方原载书籍命名,可知其来源出处。如局方牛黄清心丸(源于《太平惠民和剂局方》)、金匮肾气丸(源于张仲景《金匮要略》)。

二、以处方组成命名

以组成药物味数命名,如六味地黄丸由以地黄为主的六味药物组成,二冬膏由天门冬和麦冬二药组成;处方简单,则直书组成药物,如磁朱丸、板蓝根颗粒、银黄口服液等;以主药名称命名,如良附丸、参芪丸、丁桂散等;以组成药物配比命名,如六一散,由滑石6份、甘草1份组成。

三、以主要功效命名

如理中丸,指其有调理中焦之功;养血安神糖浆,指其有养血安神之效。

四、以处方组成和功效命名

以主药及其功效命名,如银翘解毒片以金银花、连翘为主药,具有散风解表之功;艾附暖宫丸以艾叶、香附为主药,有暖胞宫的作用。

五、以中成药的性状命名

如云南白药,为白色粉末;紫雪丹,形如霜雪而色紫。

六、以主治病证命名

如白带丸、流感茶、风湿骨痛酒、小儿惊风散等。为方便临床使用及患者选择,大量新研制药多直接采用所治疗的病证命名。

七、以服用剂量、炮制方法、服用方法命名

以服用剂量命名的如十滴水、九分散,是指一次服用的常用量,并提醒患者注意用量,常含有剧毒成分;以炮制方法命名的如十灰散、九制大黄丸等;以服用方法命名的如珠黄吹喉散、川芎茶调散等。

第二节 现代中成药的命名

现代中成药的命名,主要以《指导原则》为依据进行,其目的为规范中成药命名,体现中医药特色,尊重中医药文化,继承中医药传统。现代中成药主要以处方来源、组成、主要药材名称、主要功效、药物颜色、服用时间、用法等加剂型进行命名。

一、基本原则

(一)"科学简明,避免重名"原则

1. 中成药通用名称应科学、明确、简短、不易产生歧义和误导,避免使用生涩用语。一般字数不超过 8 个字(民族药除外,可采用约定俗成的汉译名)。

2. 不应采用低俗、迷信用语。

3. 名称中应明确剂型,且剂型应放在名称最后。

4. 名称中除剂型外,不应与已有中成药通用名重复,避免同名异方、同方异名的产生。

(二)"规范命名,避免夸大疗效"原则

1. 一般不应采用人名、地名、企业名称或濒危受保护动、植物名称命名。

2. 不应采用代号、固有特定含义名词的谐音命名。如:XOX、名人名字的谐音等。

3. 不应采用现代医学药理学、解剖学、生理学、病理学或治疗学的相关用语命名。如:癌、消炎、降糖、降压、降脂等。

4. 不应采用夸大、自诩、不切实际的用语。如:强力、速效、御制、秘制以及灵、宝、精等(名称中含药材名全称及中医术语的除外)。

(三)"体现传统文化特色"原则

将传统文化特色赋予中药方剂命名是中医药的文化特色之一,因此,中成药命名可借鉴古方命名充分结合传统美学观念的优点,使中成药的名称既科学规范,又体现一定的中华优秀传统文化底蕴。但是,名称中所采用的具有文化特色的用语应当具有明确的文献依据或公认的文化渊源,并避免夸大疗效。

二、单味制剂命名

1. 一般采用中药材、中药饮片、中药有效成分、中药有效部位加剂型命名。如:花蕊石散、丹参口服液、巴戟天寡糖胶囊等。

2. 可采用中药有效成分、中药有效部位与功能加剂型命名。

3. 中药材人工制成品的名称应与天然品的名称有所区别，一般不应以"人工××"加剂型命名。

三、复方制剂命名

中成药复方制剂根据处方组成的不同情况可酌情采用下列方法命名。

（一）采用处方主要药材名称的缩写加剂型命名

其缩写不能组合成违反其他命名要求的含义。如：香连丸，由木香、黄连组成；桂附地黄丸，由肉桂、附子、熟地黄、山药、山茱萸、茯苓、丹皮、泽泻组成；葛根芩连片，由葛根、黄芩、黄连、甘草组成。

（二）采用主要功能（只能采用中医术语表述功能，下同）加剂型命名

该类型命名中，可直接以功能命名。如：补中益气合剂、除痰止嗽丸、补心丹、定志丸等；也可采用比喻、双关、借代、对偶等各种修辞手法来表示方剂功能，如：交泰丸、玉女煎、月华丸、玉屏风散等。示例如下。

1. 采用比喻修辞命名

即根据事物的相似点，用具体的、浅显的、熟知的事物来说明抽象的、深奥的、生疏的事物的修辞手法。如：玉屏风散、月华丸等。

玉屏风散，"屏风"二字，取其固卫肌表、抵御外邪（风）之义。"玉屏风"之名，以屏风指代人体抵御外界的屏障，具有浓郁的传统文化气息，体现了中医形象思维的特质。

月华丸，"月华"，古人指月亮或月亮周围的光环。本方能滋阴润肺，治疗肺痨之病。因肺属阴，为五脏六腑华盖，犹如月亮光彩华美，故名"月华丸"。

2. 采用双关修辞命名

即在一定的语言环境中，利用词的多义或同音的条件，有意使语句具有双重意义，言在此而意在彼。如：抵当汤等。

抵当汤，由水蛭、虻虫、桃仁、大黄组成。用于下焦蓄血所致之少腹满痛、小便自利、身黄如疸、精神发狂等证，有攻逐蓄血之功。"抵当"可能是主药水蛭之别名，但更多意义上是通"涤荡"，意指此方具有涤荡攻逐瘀血之功。

3. 采用借代修辞命名

即借一物来代替另一物出现。如：更衣丸等。

更衣丸，由朱砂、芦荟组成，取酒和丸，用黄酒冲服，有泻火通便之功，用于治疗肠胃燥结、大便不通、心烦易怒、睡眠不安诸证。"更衣"，古时称大、小便之婉辞。方名更衣，以更衣代如厕，既不失文雅，又明了方义。

4. 采用对偶修辞命名

即用两个结构相同、字数相等、意义对称的词组或句子来表达相反、相似或相关意思

的一种修辞手法。如：泻心导赤散等。

泻心导赤散，功效为泻心脾积热，临床常用于治疗心脾积热的口舌生疮。"泻心"与"导赤"是属于对偶中的"正对偶"，前后表达的意思同类或相近，互为补充。

(三) 采用药物味数加剂型命名

如：四物汤等。

四物汤，由当归、川芎、白芍、熟地四味药组成，为补血剂的代表方。

(四) 采用剂量(入药剂量、方中药物剂量比例、单次剂量)加剂型命名

如：七厘散、六一散等。

七厘散，具有散瘀消肿、定痛止血的功效。本方过服易耗伤正气，不宜大量久服，一般每次只服"七厘"，即以每次用量来命名。

六一散，由滑石粉、甘草组成，两药剂量比例为6：1，故名"六一散"。

(五) 以药物颜色加剂型命名

以颜色来命名的方剂大多因成品颜色有一定的特点，给人留下深刻的印象，故据此命名，便于推广与应用。如：桃花汤等。

桃花汤，方中药物组成为赤石脂一斤，干姜一两，粳米一斤。因赤石脂色赤白相间，别名桃花石，煎煮成汤后，其色淡红，鲜艳犹若桃花，故称"桃花汤"。

(六) 以服用时间加剂型命名

如：鸡鸣散等。

鸡鸣散，所谓"鸡鸣"，是指鸡鸣时分，此方须在清晨空腹时服下，故名"鸡鸣散"。

(七) 可采用君药或主要药材名称加功效及剂型命名

如：龙胆泻肝丸、当归补血汤等。

龙胆泻肝丸，具有泻肝胆经实火、除下焦湿热之功效。方中君药龙胆草有泻肝胆实火的作用。

当归补血汤，具有补气生血之功效。方中主药当归有益血和营的作用。

(八) 可采用药味数与主要药材名称，或者药味数与功效或用法加剂型命名

如：五苓散、三生饮等。

五苓散，方中有猪苓、泽泻、白术、茯苓、桂枝五味药，同时含两个"苓"，故名"五苓散"。

三生饮，方中草乌、厚朴、甘草均生用，无需炮制。甘草生用较为常见，但草乌多炮制后入药，而三生饮有别于其他方，强调诸药生用，是其特征。

(九) 可采用处方来源(不包括朝代)与功效或药名加剂型命名

如：指迷茯苓丸等。

名称中含"茯苓丸"的方剂数量较多。指迷茯苓丸，是指来自于《全生指迷方》的茯苓丸，缀以"指迷"，意在从方剂来源区分之。

(十)可采用功效与药物作用的病位(中医术语)加剂型命名

如：温胆汤、养阴清肺丸、清热泻脾散、清胃散、少腹逐瘀汤、化滞柔肝胶囊等。

(十一)可采用主要药材和药引结合并加剂型命名

如：川芎茶调散，以茶水调服，故名"川芎茶调散"。

(十二)儿科用药可加该药临床所用的科名命名

如：小儿消食片等。

(十三)可在命名中加该药的用法

如：小儿敷脐止泻散、含化上清片、外用紫金锭等。

(十四)在遵照命名原则条件下,命名可体现阴阳五行、古代学术派别思想、古代物品的名称等

如：左金丸、玉泉丸等。

左金丸,有清泻肝火、降逆止呕之功。心属火,肝属木,肺属金,肝位于右而行气于左,肝木得肺金所制则生化正常。清心火以佐肺金而制肝于左,故名"左金丸"。

玉泉丸,有益气养阴、清热生津之功。"玉泉"为泉水之美称,亦指口中舌下两脉之津液。用数味滋阴润燥、益气生津之品组方,服之可使阴津得充,津液自回,口中津津常润,犹如玉泉之水源源不断,故名"玉泉丸"。

 知识拓展

关于《中成药通用名称命名技术指导原则》的说明

为加强注册管理,规范中成药命名,体现中医药特色,国家食品药品监督管理总局(现国家药品监督管理局,后不赘述)印发了《中成药通用名称命名技术指导原则》(以下简称《指导原则》)。现就有关问题作如下说明:

(一)关于印发《指导原则》的必要性

药品的命名是药品标准工作的基础内容之一。中成药目前没有商品名,只有通用名,因其非单一化学成分组成,所以其通用名的命名不同于化学药。目前执行的中药命名技术要求是由原卫生部于1992年制定发布的,中药新药的命名均按该要求进行。中药新药的命名虽然总体上较为规范,但缺乏中医药传统文化特色,能被审评认可的命名方式较为单一,企业普遍反映中药新药的命名越来越困难。

此外,现行已上市中成药大部分是原地方批准上市的,在地方标准上升为国家标准时没有对品名进行清理规范,所以问题突出,主要表现在品名夸大疗效等方面。中成药夸大式命名是中成药行业乱象的集中体现,显然与《中华人民共和国广告法》中有关广告禁止的通行规定及药品广告禁止性规定相违背,很大程度上是中药行业在市场经济条件下,规则体系与监督管理滞后的缩影。此次,国家食品药品监督管理总局制定《中成药通用名称命名技术指导原则》,补上了监管的短板,及时且必须。

（二）关于中药方剂的传统命名规律

国家食品药品监督管理总局曾组织专家对531首古代经典方命名特点进行了系统研究，结果发现，与处方组成中药物名称相关的命名方剂数达到55.17%，是方剂命名的关键因素，以功效相关的因素命名的方剂占全部方剂的45.52%，二者相合总比例达到98.62%。方剂命名的第三大因素，无疑是文化因素，全部占比达26.96%。可见，方剂的命名虽然相对复杂，但仍有规律可循。药名和功效一直是古人命名方剂的关键因素，同时，文化的力量在古代方剂命名中的作用不可忽视，若能将文化与功效二者兼顾，则更趋完美。对中药方剂的传统命名规律进行研究的结果不支持将夸大式中成药命名视作中成药命名传统的观点。

（三）关于中成药命名对传统文化特色的体现

在2007年以后新批中成药的命名中，与文化因素相关的中成药命名仅占全部新批中成药的3.2%，运用修辞形式命名的情形呈空缺，与古代经典名方相差甚远。因此，在新修订征求意见稿中增加了比喻、借代、双关等多种修辞类型的命名方式，以进一步加强中成药命名中的中国传统文化内容。在遵照命名原则条件下，允许在中成药命名中体现阴阳五行等传统文化思想。

（四）关于避免中成药命名夸大疗效的问题

判断中成药名称是否夸大疗效，不应只看名称中的个别文字，而应完整地看整个名称。以下情形不应属于夸大疗效：一是因为名称中含有药材或饮片名称而出现"宝""灵""精"，如二十五味马宝丸、灵芝颗粒、黄精丸、黄精养阴糖浆等；二是含有表述中药功效的中医术语的用字，如固精补肾丸等。

（五）关于中成药命名不采用人名、地名、企业名称的问题

关于中成药命名不采用人名、地名、企业名称，其理由主要是：首先，从中药方剂传统命名规律看，这不是传统的命名方式；其次，中成药名称均为通用名称，从药品通用名称管理看，通用名称为同类药品所共用的名称，如采用人名、地名、企业名称命名，在同类药品的命名上就会引起混乱。以"六味地黄"为例，如果北京生产的叫"北京六味地黄丸"，河南生产的叫"河南六味地黄丸"，兰州生产的叫"兰州六味地黄丸"，这显然不合适。

（六）关于对已上市中成药通用名称命名的规范

新批准上市的中成药，必须严格按《指导原则》的要求进行通用名称的命名。对于已上市中成药通用名称，国家食品药品监督管理总局将着重对夸大疗效或用语低俗的情形进行规范，分类分批进行。来源于古代经典名方的中成药，其通用名称采用该经典名方方剂名称命名的，不列入规范范围。由于特殊的历史原因，一些已上市中成药的名称中包含了人名、地名、企业名称等，采用这种命名方式的中成药多为独家品种，这些中成药的名称已享誉国内外，而且名称本身并无夸大疗效之意，此类情形也不列入规范范围。

对于已上市中成药确需更名的，将给予其一定的过渡期，在过渡期内，采取加括号的方式允许老名称使用，让患者和医生逐步适应。对于规范已上市中成药通用名称的具体

实施方案,国家食品药品监督管理总局将举行专家论证会听取意见,以完善该实施方案。

来源:国家食品药品监督管理总局(2017 年 11 月 20 日)

第三节 中成药的分类

中成药分类方法是历代医家对中成药认识逐渐深入而不断归纳总结出来的,目前大致有以下五种。

一、按功效分类

如解表类、止咳祛痰类、清热降火类、调肝理气类、祛暑类、开窍类、补益类等。

二、按治疗病证分类

如感冒类、咳嗽类、头痛类、胃痛类、食滞类、便秘类、腹泻类、眩晕类、失眠类等。

三、按剂型分类

如糖浆剂类、丸剂类、洗剂类、软膏剂类、散剂类、颗粒剂类、药酒类、片剂类、胶囊剂类、栓剂类、搽剂类等。

四、按作用范围及主要作用分类

如妇科类中成药、儿科类中成药、外科类中成药、皮肤科类中成药、眼科类中成药、耳鼻喉科类中成药、口腔科类中成药、骨伤科类中成药等。

五、按临床应用管理分类

如处方药,非处方药,国家基本药物,国家基本医疗保险、工伤保险和生育保险药品等。

思考题

1. 简述现代中成药的命名原则。
2. 简述中成药的分类方法。

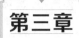

第三章

中成药的配伍和组方

> **学习目标**
>
> 1. 素质目标：用实事求是的科学态度观察和分析问题，提高分析问题和解决问题的能力。
> 2. 知识目标：掌握君、臣、佐、使的含义及中成药的常用治法；熟悉中成药的组成变化。
> 3. 能力目标：培育辨证思维，具备辨别中成药组成原则、组成变化的能力。

　　中药的应用，从单味药发展到配伍组方，经过了长期的实践与探索。前人在逐渐积累和丰富用药经验的同时，形成了药物的配伍与组方理论，进而形成了中药相对固定的组合形式——方剂。方剂是运用药物治病方法的进一步发展与提高。将药物组成方剂必须有一定的规律和规则。

第一节　配　伍

　　中药配伍是指按病情需要和药性特点，将两种及两种以上药物配合使用。

　　中药配伍对临床用药有重大的意义，如单味药的力量有限，难以治疗病情较重的患者，配伍用药可以增强药物作用，提高临床疗效；对于单用会产生毒副反应的药物，配伍用药可以选择其他药物抑制或消除其毒副反应；对于病情比较复杂的患者，配伍用药可以达到既分清主次又全面兼顾的治疗目的。

　　一般而言，药物单独或配合应用主要有 7 种情况，称为中药配伍"七情"。《神农本草经·序例》云："有单行者,有相须者,有相使者,有相畏者,有相恶者,有相反者,有相杀者,凡此七情,合和视之。"除单行外,均为配伍关系。

单行:指单用一味药来治疗某种病情单一的疾病,不属于配伍。如独参汤、清金散、生姜汤等。

相须:指性能功效类似的两种药物配合使用,可增强原有药物的功效。如石膏配知母,能明显增强清热泻火的功效;大黄配芒硝,能明显增强攻下泻热的功效等。

相使:指性能功效不同的两种药物合用,以一种药物为主,另一种药物为辅,辅药可以提高主药的功效。如补气利水的黄芪与健脾利水的茯苓配合使用,茯苓可以增强黄芪补气利水的功效;清热泻火的黄芩与清热泻下的大黄配合使用,大黄可以增强黄芩清热泻火的功效。

相畏:指一种药物的毒性或副作用能被另一种药物减轻或消除。如生半夏和生南星的毒性能被生姜减轻或消除,所以说生半夏和生南星畏生姜。

相杀:指一种药物能减轻或消除另一种药物的毒性或副作用。如生姜能减轻或消除生半夏和生南星的毒性或副作用,所以说生姜杀生半夏和生南星。

相恶:指两药合用,一种药物会使另一种药物的原有功效降低或丧失。如莱菔子能削弱人参的补气作用,所以说人参恶莱菔子。

相反:指两药合用,会产生或增强毒性或副作用。如"十八反"的内容。

在以上药物的配伍关系中,相须、相使为增强药物疗效的配伍方法,相畏、相杀为降低药物毒性、副作用的配伍方法,相须、相使、相畏、相杀均为可提倡使用的配伍方法;相恶是降低药物疗效,相反是增强或产生毒性、副作用,属于用药禁忌,二者均为需要避免的配伍方法。

第二节 组成原则

方剂的组成原则最早见于《黄帝内经》,即君、臣、佐、使,它表明了各单味药在方剂中的地位及配伍后的性能功效变化规律。《素问·至真要大论》记载:"主病之谓君,佐君之谓臣,应臣之谓使……君一臣二,制之小也。君二臣三佐五,制之中也。君一臣三佐九,制之大也。"清代吴仪洛的论述则更加详尽,其言:"主病者,对证之要药也,故谓之君,君者,味数少而分量重,赖之以为主也。佐君之谓臣,味数稍多,分量稍轻,所以匡君之不逮也。应臣者谓之使,数可出入,而分量更轻,所以备通行向导之使也。此则君臣佐使之义也。"根据历代医家的论述,君、臣、佐使组方原则的主要意义如下。

一、君药

是针对主病或主证起主要治疗作用的药物。君药是一首方剂中首要的不可或缺的药物，其药味较少，一般为一至二味，但药力居方中之首，用量也较其他药物为重。

二、臣药

有两种意义，一是辅助君药治疗主病或主证的药物；二是针对兼病或兼证起治疗作用的药物。臣药的药力小于君药。

三、佐药

有三种意义，一是佐助药，即协助君、臣药以加强治疗作用，或直接治疗次要的兼证；二是佐制药，即用以消除或减轻君、臣药的毒性与烈性；三是反佐药，即用与君药性味相反的药物，起到相反相成的治疗作用。

四、使药

有两种意义，一是引经药，即能引领方中诸药以达病所的药物；二是调和药，即具有调和诸药的作用。使药的药力较小，用量亦轻。

一首方剂的组成，必须以君药为主导。君药药味不宜多，以免互相牵制，分散药力，影响疗效。方剂中并不一定臣、佐、使药样样具备，也不一定每味药只发挥单一的作用。如病情比较单纯，用一二味药即可奏效，或君、臣药无毒烈之性，便不必加用佐药；主要药物能达病所时，也不必再加使药引经。总之，一首方剂的药味多少及臣、佐、使药是否齐备，应当视病情与治法的需要及所选药物的性能而定。总以切中病情、法度严谨、用药精准为要。至于制方的大小，当力求少而精专、多而不杂。

第三节　组成变化

每一首方剂都有其相对固定的配伍关系、药物、药量和用法，从而形成与之相对应的独特功用与主治。方剂组成在严格遵循组成原则的同时，也有一定的灵活性。特别在成方应用时，更应当根据患者的具体情况，灵活化裁、加减运用，做到"师其法而不泥其方"。改变一首固定方剂中的某些组方因素，会使该方的性能、功效、主治等都发生相应的变化。一般来说，影响方剂变化的主要因素有以下三个。

一、药味增减变化

方中药物的加减变化是影响方剂功效的主要因素。药味的增减变化有两种情况：一是佐、使药的加减，这种变化主要是对部分药力小、地位次要的佐、使药进行适当的加减，以适应治疗次要兼证的需要，但不会改变全方主要配伍关系和根本功效。如小柴胡汤治少阳证，若兼有津液不足、口渴者，可去佐药半夏加天花粉以生津止渴，而原方主要配伍关系与功效均未改变。二是臣药的加减，这种加减可引起君、臣药配伍关系的改变，使方剂的功效发生明显变化。如三拗汤由麻黄汤去桂枝而成，虽仍以麻黄为君药，但由于将温经散寒的臣药桂枝变为宣肺平喘的臣药杏仁，则全方发汗力弱，而宣肺力强，专门治疗风寒束肺之咳喘。

二、用量增减变化

药量的变化对整个方剂的功效有重要影响。药物组成相同的方剂，常因各味药的用量不同而药力有大小差异，配伍关系也相应改变，从而全方的功效、主治发生变化，甚至完全成为另一首方剂。如小承气汤与厚朴三物汤组方药物相同，但前者各药用量为：大黄 4 两、枳实 3 枚、厚朴 2 两，而后者各药用量为：大黄 4 两、枳实 5 枚、厚朴 8 两。药物用量发生改变使两方的药量比例、配伍结构、功效主治也随之改变。小承气汤以大黄为君药，功用攻下热结，主治阳明腑实；厚朴三物汤以厚朴为君药，功用行气消胀，主治气滞腹胀。由此可见，药量的增减变化是影响方剂疗效的重要因素。因此，要依据病证变化与治疗需要来确定药物用量，不可轻率加减。一般而言，病势加重时药量应增加，病势好转时药量应减轻。

三、剂型更换变化

每一首方剂确定后，都需要选择一定的应用剂型。方剂的剂型各有特性，同一方剂尽管用药、用量相同，但若剂型不同，其功用、主治亦不尽一致。但是，这些差异只是药力大小与峻缓的区别，在主治的病情上有轻重缓急之分而已，即古人所谓"汤者荡也""丸者缓也"。如理中丸与人参汤，两方的药物组成、用量等完全相同，前者诸药研细末，作蜜丸服，主治中焦虚寒、脘腹疼痛、自利不渴、病后喜唾等证；后者为汤剂内服，主治中上焦虚寒之胸痹、心胸痞闷、气从胁下上逆抢心等证。前者病证较轻，病势较缓，故以丸药缓治；后者病证较重，病势较急，故以汤剂速治。

第四节　常用治法

治法是临床指导遣方用药的原则，也是指导方剂在临床中运用的方法。而以中药配伍而成的方剂是理论层面的治法在实践中运用的具体体现形式。从中医学形成和发展的过程来看,治法是在方药运用经验的基础上,后于方药形成的一种理论。但当治法由经验上升为理论之后,就成为遣药组方和运用成方的指导原则。如一位感冒患者,经过四诊合参,审证求因,确定其为风寒所致的表寒证后,根据表证当用汗法,治寒当以温法的治疗大法,故用辛温解表法治疗,选用辛温解表剂,如法煎服,以使汗出表解,邪去人安。否则,辨证与治法不符,组方与治法脱节,必然治疗无效,甚至使病情恶化。由此可见,治法是指导遣药组方的原则,方剂是体现和完成治法的主要手段。虽然我们常说"方以药成",却又首先强调"方从法出,法随证立",方与法二者之间的关系是相互为用、密不可分的。

中医的治法以"汗、吐、下、和、清、温、消、补"八法为基础。早在《黄帝内经》中,中医的基本治法就已确立,如《素问·阴阳应象大论》有言:"形不足者,温之以气;精不足者,补之以味。其高者,因而越之;其下者,引而竭之;中满者,泻之于内;其有邪者,渍形以为汗,其在皮者,汗而发之;其剽悍者,按而收之;其实者,散而泻之。"后世历代医家在长期医疗实践中又制定了许多治疗方法,以适应复杂多变的各种疾病。及至清代程国彭将前人的诸多治法总结为"八法",即《医学心悟》所言:"论病之原,以内伤外感,四字括之。论病之情,则以寒、热、虚、实、表、里、阴、阳,八字统之。而论治病之方,则又以汗、和、下、消、吐、清、温、补,八法尽之。"

一、汗法

汗法是通过宣发肺气、调畅营卫、开泄腠理等方法,使在表的外感六淫之邪随汗而解的一种治法。适用于外感表证、疹出不透、疮疡初起,以及水肿、咳嗽、疟疾等兼有恶寒发热、头身疼痛等表证者。汗法不以汗出为目的,主要是汗出标志着腠理开、营卫和、肺气畅、血脉通,从而能祛邪外出。其理论依据正如《素问·阴阳应象大论》所言"其在皮者,汗而发之"。所以,汗法除了主要治疗外感六淫之邪所致的表证外,凡是腠理闭塞、营卫郁滞的寒热无汗,或腠理疏松,虽有汗但寒热不解的病证,皆可用汗法治疗。如:麻疹初起,疹点隐而不透;水肿,腰以上肿甚;疮疡初起而有恶寒发热;疟疾、痢疾而有寒热表证等。然而,由于病情有寒热,邪气有兼夹,体质有强弱,故汗法又分辛温发汗、辛凉发汗、益气发汗、养阴发汗、攻下发汗等药物疗法以及物理疗法,如蒸浴、药熨、温覆、热饮等。发汗以汗出邪去为目的,过汗则有伤津耗气之弊;汗后需忌风、忌生冷;疮家、淋家、衄血之血家,脉虚弱、尺中迟,身重心悸者,产后、里热阴虚者应禁汗法或慎汗法。

二、吐法

吐法是通过涌吐痰涎、宿食、毒物的方法,使停留在咽喉、胸膈、胃脘的痰涎、宿食及毒物等从口中吐出的一种治法。适用于中风痰壅、宿食或毒物停留胃脘,以及痰涎壅盛的癫狂、喉痹等属于病位居上、病势急暴、内蓄实邪、体质壮实之证。其理论依据正如《素问·至真要大论》所言"其在高者,引而越之"。常用催吐药瓜蒂、藜芦、胆矾等适用于实证,参芦适用于虚证。吐法易伤胃气,故体虚气弱、妇人新产、妊娠期妇女等均应慎用。

三、下法

下法是指运用有泻下、攻逐、润下作用的药物,以通导大便、消除积滞、荡涤实热、攻逐水饮积聚的治疗方法,又称泻下、攻下、通里、通下。适用于大便不通、热结便燥、冷积不化、瘀血内停、宿食不消、结痰停饮以及虫积等证属有形实邪、病势较急者。其理论依据正如《素问·阴阳应象大论》所言"其下者,引而竭之;中满者,泻之于内""其实者,散而泻之"。凡是胃肠实热积滞、燥屎内结,以及体内蓄水、冷积、瘀血内蓄等邪实之证,而正气未虚者,均可使用。由于证候有热结、寒结、燥结、水结等不同,故下法分为寒下、温下、润下、逐水四类。下法可根据病因不同,酌情配伍祛痰药以治痰核、瘰疬、实热老痰所致的癫狂等证,如控涎丹(《三因极一病证方论》)、礞石滚痰丸(《丹溪心法》)等;适当配伍驱虫药以驱虫,如槟榔承气汤等;或参用清热及活血化瘀药,泻瘀热消痈肿以治肠痈、下焦蓄血等证,如大黄牡丹汤(《金匮要略》)、桃核承气汤(《伤寒论》)等。唯对于表证未解、里证未成实者,不宜骤用泻下剂;若表邪未解,虽里实已成,亦应先解表后攻里,或采用表里双解之法;至于邪实正虚者,则应攻补兼施。下法易耗伤正气,应得效即止,慎无过剂。除润下药较和缓外,其余性质大多峻猛,年老体弱者慎用,产后、失血者、妊娠期妇女一般应慎用,或酌情减量。

四、和法

和法又称和解法,是通过和解少阳、表里双解、调和脏腑、调节寒热,使半表半里之邪或脏腑、阴阳、表里失和之证得以解除的一种治法。适用于邪犯少阳、表里同病、肝脾不和、寒热错杂等证。其理论依据正如《伤寒明理论》所言:"伤寒邪气在表者,必渍形以为汗;邪气在里者,必荡涤以为利;其于不内不外,半表半里,既非发汗之所宜,又非吐下之所对,是当和解则可矣。"所以和解是专治邪在半表半里的一种方法。至于调和之法,戴天章说:"寒热并用之谓和,补泻合剂之谓和,表里双解之谓和,平其亢厉之谓和。"(《广瘟疫论》)和法是一种既能祛除病邪,又能调整脏腑功能的治法,无明显寒热补泻之偏,性质平和,全面兼顾,应用范围较广,分类也多,主要有和解少阳、透达膜原、调和肝脾、疏肝和胃、分消上下、调和肠胃等。

五、温法

温法又称祛寒法,是通过温中祛寒、回阳救逆、温经散寒的方法,使在里之寒邪得以消散的一种治法。适用于脾胃虚寒、肺寒留饮、肝肾虚寒、血寒凝滞、阳虚失血、阳衰阴盛等里寒证。其理论依据正如《素问·至真要大论》所言"寒者热之""治寒以热"。里寒证的成因有外感内伤的不同,或由寒邪直中于里,或因失治误治而损伤人体阳气,或因素体阳气虚弱,以致寒从中生。寒证的部位也有在中、在下、在脏、在腑以及在经络的不同。因此温法又有温中祛寒、回阳救逆和温经散寒的区别。

六、清法

清法是通过清热泻火、凉血解毒、清虚热的方法,使在里之热邪得以解除的一种治法。适用于热在气分、热入营血、热在脏腑、热毒疮疡、暑热、暑湿以及虚热等里热证。其理论依据正如《素问·至真要大论》所言"热者寒之""治热以寒"。因里热证有虚实之分,脏腑经络、卫气营血之辨,清法亦分为各种类型。如清卫分热用辛凉药物解表清热,方选银翘散、桑菊饮等;清气分热用甘寒清气药物,方选白虎汤,或苦寒类如黄连解毒汤,重清三焦气热;清营分热用清营汤以清热凉血解毒;清血分热用犀角地黄汤等。以脏腑区分热邪部位,亦有不同清热法代表方剂,如清心火用导赤散;清脾胃火用清胃散、泻黄散;清肺火用泻白散;清肝火用左金丸、龙胆泻肝丸;清肠中火热毒邪用白头翁汤。清法又因热证有虚实之分,而可兼用清补法治虚热,如知柏地黄丸泻肾火补肾阴,养阴清肺丸益肺气而滋阴清虚热等。清法在临床上广泛使用,不仅可与补法、泻法合用,也可与温法寒热并用以治疗寒热并见的复杂病证。清法不宜长期使用,产后体虚、素体阳虚患者尤应慎用。

七、消法

消法是通过消食导滞、行气活血、祛湿利水、化痰驱虫的方法,使气、血、痰、食、水、虫等所结成的有形之邪渐消缓散的一种治法。适用于饮食停滞、气滞血瘀、水湿内停、痰饮不化、疳积虫积等有形实邪,病势较缓者。其理论依据正如《素问·至真要大论》所言"坚者削之""结者散之"。消法常与补法、下法、温法、清法等其他治法配合运用,但仍然是以消为主要目的。

八、补法

补法又称补养、补益,是通过补益人体气血阴阳,以主治各种虚弱证候的一种治法。适用于气血亏耗、阴阳虚损、脏腑虚弱等各种虚证。《素问·三部九候论》中"虚则补之",《素问·至真要大论》中"损者益之",《素问·阴阳应象大论》中"形不足者,温之以气,精不足者,补之以味",都是指此而言。补法的目的,在于通过药物的补益作用,使人体气血阴阳虚弱或脏腑之间的失调状态得到纠正,复归于平衡。此外,在正虚不能祛邪外出时,也可以补法扶助正气,并配合其他治法,达到扶正祛邪的目的。虽然补法有时可收到间接祛邪的效果,但一般是在无外邪时使用,以避免"闭门留寇"之弊。补法的具体内容甚多,根据气血阴阳以及脏腑虚衰的不同,补法又可分为补气、补血、补阴、补阳、气血双补、阴阳双补及补益脏腑等。

以上治法，是针对表里、寒热、虚实等不同证候而立，但病情的复杂性决定了治疗当中常需数法相合、统筹兼顾，在组方中亦当主次分明，轻重有度，方能治无遗邪，照顾全面。正如程国彭《医学心悟》言："一法之中，八法备焉；八法之中，百法备焉。"因此，临证处方必须针对具体病证，灵活运用八法，使之切合病情，方能收到满意的疗效。

思考题

1. 简述君、臣、佐、使的含义。
2. 简答影响方剂变化的主要因素。
3. 简答中成药的常用治法。

第四章

中成药的剂型

学习目标

1. 素质目标：树立科学的学习观,提高分析问题和解决问题的能力。
2. 知识目标：掌握中成药的常用剂型;了解中成药不同剂型的区别。
3. 能力目标：培育辨证思维,具备辨别中成药不同剂型的能力。

中成药是按照固定中医处方制成一定剂型的商品制剂,剂型种类繁多,是我国历代医药学家长期实践的经验总结。近几十年,中成药剂型的基础研究取得了较大进展,大量新剂型被研制开发出来,有蜜丸、水丸、冲剂、粉片、片剂、水剂、糖浆、药膏、口服液等多种剂型,中成药的使用范围进一步扩大。其特点是方便携带,可以及时服用,免去了煎煮的麻烦,应用恰当可以达到疗效可靠、价格低廉、毒副作用小等效果,深受广大患者的欢迎。但是若对中成药的药性及中医治则理论一知半解,往往会导致使用不当,治疗欠效,甚至加重病情,贻误治疗时机。中成药的剂型不同,使用后产生的疗效、持续的时间、作用的特点会有所不同。因此,正确选用中成药应首先了解中成药的常用剂型。

第一节 固体制剂

固体剂型是中成药的常用剂型,其制剂稳定,携带和使用方便。

一、散剂

散剂系指药材或药材提取物经粉碎、均匀混合而制成的粉末状制剂,分为内服散剂和外用散剂。散剂粉末颗粒的粒径小,容易分散,起效快。外用散剂的覆盖面积大,可同时发挥保护和收敛作用。散剂制备工艺简单,剂量易于控制,便于婴幼儿服用。但也应注意散剂由于分散度大而造成的吸湿性、化学活性、气味、刺激性等方面的影响。

二、颗粒剂

颗粒剂系指药材的提取物与适宜的辅料或药材细粉制成具有一定粒度的颗粒状剂型。颗粒剂既保持了汤剂作用迅速的特点,又克服了汤剂临用时煎煮不便的缺点,且口味较好、体积小,但易吸潮。根据辅料不同,可分为无糖颗粒剂型和有糖颗粒剂型,近年来无糖颗粒剂型的品种逐渐增多。

三、胶囊剂

胶囊剂系指将药材用适宜方法加工后,加入适宜辅料填充于空心胶囊或密封于软质囊材中的制剂,可分为硬胶囊、软胶囊(胶丸)和肠溶胶囊等,主要供口服。胶囊剂可掩盖药物的不良气味,易于吞服;能提高药物的稳定性及生物利用度;对药物颗粒进行不同程度包衣后,还能定时定位释放药物。

四、丸剂

丸剂系指将药材细粉或药材提取物加适宜的黏合剂或其他辅料制成的球形或类球形制剂,分为蜜丸、水蜜丸、水丸、浓缩丸、糊丸、蜡丸等类型。其中,蜜丸分为大蜜丸、小蜜丸,水蜜丸的含蜜量较少;水丸崩解较蜜丸快,便于吸收;浓缩丸服用剂量较小;糊丸释药缓慢,适用于含毒性成分或药性剧烈成分的处方;蜡丸缓释、长效,且可达到肠溶效果,适合毒性和刺激性较大药物的处方。

(一) 蜜丸

药材细粉以蜂蜜为黏合剂制成,是中医临床应用最广泛的一种。丸重在 0.5 g 以上(含 0.5 g)称为大蜜丸,丸重在 0.5 g 以下为小蜜丸。蜂蜜富于营养,并有润肺止咳、润肠通便的功能,同时还有质地柔润、吸收缓慢、作用缓和的特点。滋补类药物、小儿用药、贵重及含易挥发性成分的药物常制成蜜丸。多用于治疗慢性病和虚弱性疾病,如六味地黄丸、人参鹿茸丸等。

(二) 水蜜丸

药材细粉以水和蜂蜜按适当比例混匀为黏合剂制成。水蜜丸的特点与蜜丸相似,作用缓慢、持久,但因用蜜较蜜丸少,故含水量低,易保存和服用。多用于补益类药物,如补中益气丸等。

(三) 水丸

药材细粉以水或醋、药汁、黄酒等为黏合剂制成。因特殊需要,水丸还可包衣。泛制水丸体积小,表面致密光滑,便于吞服,不易吸潮。

(四) 浓缩丸

全部药材或部分药材的煎液或提取液,与适宜的辅料或药物细粉加适宜的黏合剂制成。根据黏合剂的不同,又分为浓缩蜜丸、浓缩水丸、浓缩水蜜丸。浓缩丸体积小,药物有效成分含量高,易于服用,在体内溶化吸收比较缓慢。浓缩丸适用于慢性疾病等多种疾病。

(五) 糊丸

药材细粉以米糊或面糊为黏合剂制成。糊丸质地坚硬,在体内崩解慢,内服既可延长药效,又能减少某些毒性成分的释放或减小刺激性成分对胃肠的刺激。刺激性较大或有毒的药物宜制成糊丸。

(六) 蜡丸

药材细粉以蜂蜡为黏合剂制成。蜡丸是中成药的长效剂型之一,溶化极其缓慢,可延长药效,防止药物中毒或对胃起强烈的刺激作用。处方中含较多的剧毒或强刺激性药物,或要求在肠道吸收的中成药,都可制成蜡丸。蜡丸为中成药传统剂型,品种已不常见。

(七) 微丸

药材细粉以水或酒泛丸,或以百草霜为包衣,采用现代技术制成。微丸直径小于2.5 mm,体积小,应用剂量小,服用方便,吸收平稳。刺激性药物、贵重或细料药材多制备成微丸。

"丸者缓也",丸剂在服用后需要一定时间才能溶化散开,逐渐被人体吸收,因此丸剂产生疗效较慢,药效也较持久,可以减少部分药材的不良气味,是目前中成药最常用的剂型。但丸剂尚存在一定的缺点,如服用剂量大,而且不便服用,尤其儿童服用更加困难;此外,丸剂有效成分的质量标准目前还难以确定。

五、滴丸剂

滴丸剂系指药材经适宜的方法提取、纯化、浓缩,并与适宜的基质加热熔融混匀后,滴入不相混溶的冷凝液中,收缩冷凝而制成的球形或类球形制剂。滴丸剂服用方便,可含化或吞服,起效迅速。

六、片剂

片剂系指将药材提取物,或药材提取物加药材细粉,或药材细粉与适宜辅料混匀压制成的片状制剂。主要供内服,也有外用或其他特殊用途者。其质量较稳定,便于携带和使用。按药材的处理过程可分为全粉末片、半浸膏片、浸膏片、提纯片。

七、胶剂

胶剂系指以动物的皮、骨、甲、角等为原料,水煎取胶质,经浓缩干燥制成的固体块状内服制剂,含丰富的动物水解蛋白等营养物质。作为传统的补益药,多烊化兑服。

八、栓剂

栓剂系由药材提取物或药材细粉与适宜基质混合制成供腔道给药的制剂。既可作为局部用药剂型,又可作为全身用药剂型。用于全身用药时,不经过胃,且无肝脏首过效应,因此生物利用度优于口服,对胃的刺激性和肝的副作用小,同时适合不宜或不能口服药物的患者。

九、丹剂

丹剂系指由汞及某些矿物药,在高温条件下烧炼制成的不同结晶形状的无机化合物,如红升丹、白降丹等。此剂型含汞,毒性较强,只能外用。

十、贴膏剂

贴膏剂系指将药材提取物、药材和/或化学药物与适宜的基质和基材制成的供皮肤贴敷,可产生局部或全身作用的一类片状外用制剂,包括橡胶膏剂、巴布膏剂和贴剂等。贴膏剂用法简便,兼有外治和内治的功能。近年来发展起来的巴布膏剂,是以水溶性高分子材料为主要基质,加入药物制成的外用制剂,和传统的中药贴膏剂相比,能快速、持久地透皮释放基质中所包含的有效成分,具有给药剂量较准确、吸收面积小、血药浓度较稳定、使用舒适方便等优点。

十一、涂膜剂

涂膜剂系指由药材提取物或药材细粉与适宜的成膜材料加工制成的膜状制剂。可用于口腔科、眼科、耳鼻喉科、创伤科、烧伤科、皮肤科及妇科等。作用时间长,且可在创口形成一层保护膜,对创口具有保护作用。一些膜剂尤其是鼻腔、皮肤用药膜亦可对全身起作用。

第二节 半固体剂型

一、煎膏剂

煎膏剂系指将药材加水煎煮,取煎煮液浓缩,加炼蜜或糖(或转化糖)制成的稠厚状半流体制剂。适用于慢性病或需要长期连续服药的疾病。传统的膏滋也属于此剂型,以滋补作用为主而兼治疗作用。

二、软膏剂

软膏剂系指将药材提取物或药材细粉与适宜基质混合制成的半固体外用制剂。常用基质分为油脂性、水溶性和乳剂基质。

三、凝胶剂

凝胶剂系指药材提取物与适宜的基质制成的、具有凝胶特性的半固体或稠厚液体制剂。按基质不同可分为水溶性凝胶和油性凝胶。适用于皮肤黏膜及腔道给药。

第三节　液体制剂

一、合剂

合剂系指药材用水或其他溶剂,采用适宜方法提取制成的口服液体制剂,是在汤剂基础上改进的一种剂型,易吸收,能较长时间贮存。

二、口服液

口服液系指在合剂的基础上加入矫味剂,按单剂量灌装,灭菌制成的口服液体制剂。口感较好,近年来无糖型口服液逐渐增多。

三、酒剂

酒剂系指将药材用蒸馏酒提取制成的澄清液体制剂。酒剂较易吸收,多用于治疗风寒湿痹及补虚养体、跌打损伤等。小儿、妊娠期妇女及对酒精过敏者不宜服用。

四、酊剂

酊剂系指将药材用规定浓度的乙醇提取或溶解而制成的澄清液体制剂。有效成分含量高,使用剂量小,不易霉败。小儿、妊娠期妇女及对酒精过敏者不宜服用。

五、糖浆剂

糖浆剂系指含有药物、药材提取物和芳香物质的浓缩蔗糖水溶液。它是在传统的汤剂、煎膏剂的基础上,吸取西药糖浆的优点而发展起来的一种中成药剂型。因含有糖,可以掩盖某些药物的不适气味,便于服用,适合小儿及虚弱患者服用,尤多见于小儿用药,但不适合糖尿病患者。

六、注射剂

注射剂系指药材经提取、纯化后制成的供注入体内的溶液、乳状液及供临用前配制成溶液的粉末或浓溶液的无菌制剂。药效迅速,便于昏迷、急症、重症、不能吞咽或消化系统障碍患者使用。

第四节　气体制剂

气雾剂

气雾剂系指将药材提取物、药材细粉与适宜的抛射剂共同封装在具有特殊阀门装置的耐压容器中,使用时借助抛射剂的压力将内容物喷出呈雾状、泡沫状或其他形态的制剂。其中,以泡沫形态喷出的可称泡沫剂。不含抛射剂,借助手动泵的压力或其他方法将内容物以雾状等形态喷出的制剂为喷雾剂。可用于呼吸道、皮肤、黏膜或腔道给药。

思考题

1. 简述中成药的常用剂型。
2. 简述中成药剂型的划分方式。

第五章

中成药的合理应用

第五章 中成药的合理应用

学习目标

1. **素质目标**：树立高度的责任心和良好的医德医风，具备刻苦勤奋、认真细致、严谨求实、不断进取的学习和工作态度。

2. **知识目标**：掌握中成药的临床应用指导原则和用药禁忌；熟悉中成药的具体服法；了解中成药用药的安全性。

3. **能力目标**：具备卫生宣教能力，能够指导正确选用药物及进行保健指导和健康教育。

世界卫生组织（World Health Organization，WHO）提出合理用药的定义是"在当前医药科技水平下患者所用药物适合其临床需要，所用剂量及疗程符合患者个体情况，所耗经费对患者和社会均属最低"。简单概括，合理用药包含"安全、有效、经济、适当"四个基本要素。中成药的合理应用也应考虑到以上四个基本要素，并且中成药是在中医药理论指导下应用的，在临床使用过程中应充分继承传统中医辨证论治的精髓，掌握中成药临床应用指导原则、中成药的不良反应/不良事件、使用禁忌、配伍应用等方面的知识，安全、合理地使用中成药。

第一节 安 全 性

中成药的历史悠久，应用广泛，大量研究和临床实践表明，在合理使用的情况下，中成药的安全性是较高的。合理使用包括正确的辨证选药、用法用量、使用疗程、禁忌证、合并用药等多方面，其中任何环节有问题都可能引发药物不良事件。合理用药是中成药应用安全的重要保证。

药物的两重性是药物作用的基本规律之一,中成药也不例外,中成药既能起到防病治病的作用,也可引起不良反应。

一、中成药使用中出现不良反应的主要原因

1. 中药自身的药理作用或所含毒性成分引起的不良反应。

2. 特异性体质对某些药物的不耐受、过敏等。

3. 方药证候不符,如辨证不当或适应证把握不准确。

4. 长期或超剂量用药,特别是含有毒性中药材的中成药,如朱砂、雄黄、蟾酥、附子、川乌、草乌、北豆根等,过量服用即可中毒。

5. 不适当的中药或中西药的联合应用。

二、中成药使用中出现不良反应的类型

中成药使用中出现的不良反应有多种类型,临床可见以消化系统症状、皮肤黏膜系统症状、泌尿系统症状、神经系统症状、循环系统症状、呼吸系统症状、血液系统症状、精神症状或过敏性休克等为主要表现的不良反应,可表现为其中一种或几种症状。

三、临床上预防中成药不良反应的注意事项

1. 加强用药观察及中药不良反应监测,完善中药不良反应报告制度。

2. 注意药物过敏史。对有药物过敏史的患者应密切观察其服药后的反应,如有过敏反应,应及时处理,以防止发生严重后果。

3. 辨证用药,采用合理的剂量和疗程。尤其是对特殊人群,如婴幼儿、老年人、妊娠期妇女以及原有脏器损伤功能不全的患者,更应注意用药方案。

4. 注意药物间的相互作用,中、西药并用时尤其要注意避免因药物之间相互作用而可能引起的不良反应。

5. 需长期服药的患者要加强安全性指标的监测。

第二节　临床应用指导原则

2010年6月,国家中医药管理局会同有关部门组织专家制定了《中成药临床应用指导原则》,其目的是提高中成药的临床疗效,规范中成药使用,减少中成药不良反应发生,降低患者医疗费用,保障患者用药安全。

一、中成药临床应用基本原则

(一)辨证用药

依据中医理论,辨认、分析疾病的证候,针对证候确定具体治法,依据治法,选定适宜的中成药。

(二)辨病辨证结合用药

辨病用药是针对中医或西医诊断明确的疾病,根据疾病特点选用相应的中成药。临床使用中成药时,可通过中医辨证与中医辨病相结合、西医辨病与中医辨证相结合,选用相应的中成药,但不能仅根据西医诊断选用中成药。

(三)剂型的选择

应根据患者的体质强弱、病情轻重缓急及各种剂型的特点,选择适宜的剂型。

(四)使用剂量的确定

对于有明确使用剂量的,慎重超剂量使用。有使用剂量范围的中成药,老年人使用剂量应取偏小值。

(五)合理选择给药途径

能口服给药的,不采用注射给药;能肌内注射给药的,不选用静脉注射或滴注给药。

(六)中成药注射剂使用注意事项

1. 用药前应仔细询问过敏史,对过敏体质者应慎用。

2. 严格按照药品说明书规定的功能主治使用,辨证施药,禁止超功能主治用药。

3. 中成药注射剂应按照药品说明书推荐的剂量、调配要求、给药速度和疗程使用药品,不超剂量、过快滴注和长期连续用药。

4. 中成药注射剂应单独使用,严禁混合配伍,谨慎联合用药。对长期使用的,在每个疗程间要有一定的时间间隔。

5. 加强用药监护。用药过程中应密切观察用药反应,发现异常立即停药,必要时采取积极的救治措施;尤其对老人、儿童、肝肾功能异常等特殊人群和初次使用中成药注射剂的患者应慎重使用,加强监测。

二、联合用药原则

(一)中成药的联合使用

1. 当疾病复杂,一种中成药不能满足所有证候时,可以联合应用多种中成药。

2. 多种中成药的联合应用,应遵循药效互补原则及增效减毒原则。功能相同或基本相同的中成药原则上不宜叠加使用。

3. 药性峻烈的或含毒性成分的药物应避免重复使用。

4. 合并用药时,注意中成药的各味药、各成分间的配伍禁忌。

5. 一些病证可采用中成药的内服与外用药联合使用。

6. 中成药注射剂联合使用时,还应遵循以下原则:

(1) 两种以上中成药注射剂联合使用,应遵循主治功效互补及增效减毒原则,符合中医传统配伍理论的要求,无配伍禁忌。

(2) 谨慎联合用药,如确需联合使用时,应谨慎考虑中成药注射剂的使用间隔时间以及药物相互作用等问题。

(3) 需同时使用两种或两种以上中成药注射剂,严禁混合配伍,应分开使用。除有特殊说明,中成药注射剂不宜两个或两个以上品种同时共用一条通道。

(二)中成药与西药的联合使用

针对具体疾病制定用药方案时,考虑中西药物的主辅地位确定给药剂量、给药时间、给药途径。

1. 中成药与西药如无明确禁忌,可以联合应用。给药途径相同的,应分开使用。

2. 应避免副作用相似的中西药联合使用,也应避免有不良相互作用的中西药联合使用。

3. 中西药注射剂联合使用时,还应遵循以下原则:

(1) 谨慎联合使用。如果中西药注射剂确需联合用药,应根据中西医诊断和各自的用药原则选药,充分考虑药物之间的相互作用,尽可能减少联用药物的种数和剂量,根据临床情况及时调整用药。

(2) 中西药注射剂联用,尽可能选择不同的给药途径(如穴位注射、静脉注射)。必须同一途径用药时,应将中西药分开使用,谨慎考虑两种注射剂的使用间隔时间以及药物相互作用,严禁混合配伍。

三、妊娠期妇女使用中成药的原则

1. 妊娠期妇女必须用药时,应选择对胎儿无损害的中成药。

2. 妊娠期妇女使用中成药,尽量采取口服途径给药,应慎重使用中成药注射剂;根据中成药治疗效果,应尽量缩短妊娠期妇女用药疗程,及时减量或停药。

3. 可能导致妊娠期妇女流产或对胎儿有致畸作用的中成药,为妊娠禁忌。此类药物多含有毒性较强或药性猛烈的药物组分,如砒霜、雄黄、轻粉、斑蝥、蟾酥、麝香、马钱子、乌头、附子、蛰虫、水蛭、虻虫、三棱、莪术、商陆、甘遂、大戟、芫花、牵牛子、巴豆等。

4. 可能会导致妊娠期妇女流产等副作用的中成药,属于妊娠慎用药物。这类药物多数含有通经祛瘀类的桃仁、红花、牛膝、蒲黄、五灵脂、穿山甲、王不留行、凌霄花、虎杖、卷柏、三七等,行气破滞类的枳实、大黄、芒硝、番泻叶、郁李仁等,辛热燥烈类的干姜、肉桂等,滑利通窍类的冬葵子、瞿麦、木通、漏芦等。

四、儿童使用中成药的原则

1. 儿童使用中成药应注意其生理特殊性,根据不同年龄阶段儿童生理特点,选择恰当的药物和用药方法。儿童中成药用药剂量,必须兼顾有效性和安全性。

2. 宜优先选用儿童专用中成药,一般情况下,儿童专用中成药说明书都列有与儿童年龄或体重相应的用药剂量,应根据推荐剂量选择相应药量。

3. 非儿童专用中成药应结合具体病情,在保证有效性和安全性的前提下,根据儿童年龄与体重选择相应药量。一般情况 3 岁以内服 1/4 成人量,3～5 岁的可服 1/3 成人量,5～10 岁的可服 1/2 成人量,10 岁以上与成人量相差不大即可。

4. 含有较大毒副作用成分的中成药,或者含有对小儿有特殊毒副作用成分的中成药,应充分衡量其风险/收益,除没有其他治疗药物或方法而必须使用外,一般情况下不应使用。

5. 儿童患者使用中成药的种类不宜多,应尽量采取口服或外用途径给药,慎重使用中成药注射剂。

6. 根据治疗效果,应尽量缩短儿童用药疗程,及时减量或停药。

第三节 用药禁忌

在中成药使用过程中,为了保证疗效、避免对机体可能产生的不利影响,中成药的临床应用要有所避忌,注意用药禁忌是确保疗效、安全用药、避免毒副作用的重要环节。

一、配伍禁忌

配伍禁忌是指药物在一般情况下不宜相互配合使用。《神农本草经》最早提出了药物的配伍禁忌,指出"勿用相恶、相反者"。据《蜀本草》统计,《神农本草经》所载 365 种药物中,相恶者 60 种,相反者 18 种,后世"十八反"之名即起源于此。金元时期,将药物间的配伍禁忌概括为"十八反"和"十九畏",为历代医家所遵循。其中,"十八反"药物配伍可能危及生命,故原则上禁用;"十九畏"药物配伍可能降低疗效,但也有可利用的一方面,并非绝对禁止。应注意的是,此处的"十九畏"与七情配伍中的"相畏"含义不同,它含有"相恶"或"相反"的意义。在临床应用中成药时,应严格遵循药物的配伍禁忌,注意不同的药物联用所产生的正、负两面效应,合理利用以便提高临床治疗效果。

十八反:甘草反甘遂、大戟、芫花、海藻;乌头反贝母、瓜蒌、半夏、白蔹、白及;藜芦反人参、沙参、丹参、玄参、细辛、芍药。

十九畏:硫黄畏朴硝,水银畏砒霜,狼毒畏密陀僧,巴豆畏牵牛,丁香畏郁金,川乌、草乌畏犀角,牙硝畏三棱,官桂畏赤石脂,人参畏五灵脂。

十八反歌诀

本草明言十八反,半蒌贝蔹及攻乌,
藻戟遂芫俱战草,诸参辛芍叛藜芦。

十九畏歌诀

硫黄原是火中精,朴硝一见便相争;
水银莫与砒霜见,狼毒最怕密陀僧;
巴豆性烈最为上,偏与牵牛不顺情;
丁香莫与郁金见,牙硝难合京三棱;
川乌草乌不顺犀,人参最怕五灵脂;
官桂善能调冷气,若逢石脂便相欺;
大凡修合看顺逆,炮爁炙煿莫相依。

二、妊娠禁忌

妊娠禁忌是指有些中成药能损害胎元或导致堕胎,在妊娠期间应禁用或慎用。

妊娠禁用药多为剧毒、峻猛或堕胎作用较强之品,如水银、砒霜、雄黄、轻粉、马钱子、斑蝥、蟾酥、藜芦、川乌、草乌、胆矾、瓜蒂、巴豆、甘遂、大戟、芫花、牵牛子、商陆、麝香、干漆、水蛭、虻虫、三棱、莪术等。

妊娠慎用药,主要是活血祛瘀、行气、攻下、温里药中的部分药物,如牛膝、川芎、红花、桃仁、姜黄、牡丹皮、枳实、大黄、番泻叶、芦荟、芒硝、附子、肉桂等。

妊娠禁忌药物可影响母体、胎儿及产妇的产程。因此,应当予以高度重视,特别是绝对不能使用妊娠禁用药。在特定情况下,可根据病情需要酌情使用妊娠慎用药,即《黄帝内经》所言"有故无殒,亦无殒也"。但必须强调除非必用之时,均应尽量避免使用,以防发生医疗事故。

三、饮食禁忌

饮食禁忌是指患者服药期间应禁忌某些食物,又称食忌或忌口,包括一般食忌与特殊食忌。一般食忌是指在服药期间,应忌食生冷、黏腻、腥膻等不易消化及刺激性食物。特殊食忌则是在不同病证或用药情况下的特殊禁忌饮食,如热性病应忌食辛辣、油腻、煎炸类食物;寒性病应忌食生冷;胸痹患者忌食肥肉、脂肪、动物内脏;肝火盛、肝阳上亢者当忌食胡椒、辣椒、大蒜、白酒等辛热助阳之品;脾胃虚弱者忌食油炸、黏腻、寒冷固硬等不易消化食物;疮疡、皮肤科病证忌食鱼虾等腥膻发物及刺激性食品;水肿患者应节制食盐,泄泻患者当忌油腻,麻疹表证不宜食油腻酸涩,失眠患者睡前忌饮茶等。另外,古代中医文献也记载有对某些药物的特殊食忌要求,如常山忌葱,茯苓忌醋,地黄、首乌忌葱、蒜、萝卜、土茯苓、使君子忌茶,薄荷忌鳖肉等。这些认识有的已被证实,有的还需进一步研究和探讨,可作为食忌的参考。

四、证候禁忌

辨证论治是指导中成药使用的首要原则,同一种病,证不同则药不同。因此,临床应用中成药要严格遵循证候禁忌。证候禁忌是指某些证候禁止使用某一类治法的中成药。如外感风寒发热、头痛咳嗽者慎用辛凉解表药感冒清胶囊;寒闭神昏者禁用安宫牛黄丸;月经期及颅内出血后尚未完全止血者禁用心脑舒通胶囊。

第四节　具体服法

一、抓主证,巧分析,选择适当药物

一般中成药的外包装皆标有药名、功用、主治、组成、服法等有关内容。选择中成药时,要善于依据中医的理论知识,抓住疾病的主要症状,对疾病作出正确判断后,选择与病情相应的中成药。如感冒一病,有风寒、风热、暑湿、气虚诸型,如果发热重怕冷轻,可以选用具有疏散风热作用的羚羊感冒片;同理,抓住发热轻怕冷重的主证就可以瞄准感冒清热冲剂;夏季感冒而发热汗出、心烦口渴者,用藿香正气丸、水、胶囊最宜,若反复感冒,伴见神疲乏力、出汗怕风,则以玉屏风口服液最当。如果能善于抓住主证,巧分析,则可收到药到病减或病除的效果。

二、看剂型,明功效,注意服用方法

中成药剂型很多,由于其功效及服用机制不同,各有各的用法。一般内服中成药都需用温开水送服。大蜜丸应先嚼烂或切碎后分次温开水送服,不可整粒吞服。意识昏迷者要事先将所用药加以温开水调成糊,由鼻饲管灌服,万不可硬撬牙齿,以免损伤口腔和牙齿。婴幼儿服药比较困难,可以将药分多次少量服用,或适当调以清水或稀米粥服用。

一般外用药均不宜内服,特别是提毒散、如意金黄散、通窍散等含有毒性成分的药物。外用中成药用法不尽相同:珍珠散、生肌散等宜直接撒于疮面;如意金黄散宜醋调敷患处;武力拔毒散宜用蛋清调匀摊于油纸上,再敷患处等。各种调配法皆有利于增强药力。此外,膏药在火烘烊后要等其稍冷,以免烫伤皮肤;吹喉药吹喉时应稍向侧面,以免吹入气管;滴耳药在滴药前应先清洗外耳道。

三、究病源,重病本,适当选择药引

药引对于中成药也一样不可缺失。中医治病讲求治疗病本(根),药引的意义在于载药直达病所,促进疗效。如人参再造丸、大活络丸、七厘散等,宜用温黄酒送服,以利温经通络,活血行瘀。附子理中丸、藿香正气丸等宜用生姜汤送下,以温散里寒,安胃止呕。六味地黄丸、金匮固精丸等宜用淡盐汤送服,以引药入肾,增进疗效。至宝锭宜用焦山楂、焦神曲、焦麦芽煎汤送服,以增强解毒退热作用等。

四、审病时,度病势,掌握服药时间

疾病的发生、发展及预后转归与时间变化密切相关,人与自然界是相应的,这是时间医学的基本思想。服用中成药也要根据病情选择合适的服药时间。一般内服中成药、滋补或补虚之品,多是早晚空腹各服 1 次。滋补类药,如人参养荣丸、六味地黄丸、十全大补丸等,宜于饭前空腹服用。健胃、顺气、消食类药,如大山楂丸、香砂养胃丸、人参健脾丸、保和丸等,宜饭后 15 分钟左右服,对肠胃有刺激的药宜饭后服。天王补心丹、柏子养心丸、安神定志丸等镇静安神药宜睡前半小时服。化虫丸、肥儿丸等治疗肠寄生虫的药宜清晨空腹时服。冠心苏合丸、黑锡丹等应在疾病发作时服。外敷的金黄散等,每日换1 次;生肌收口的九一丹等每天换 1 次;布膏药、橡皮膏贴 2～3 日后局部发痒时取下,隔1～2 日再贴。至于疗程,急性病痊愈即可停药,慢性病以 20～30 日为 1 个疗程。

五、遵医嘱,明法度,谨守药物禁忌

药品说明中的禁忌必须严格遵守。在服药期间,一般忌食生冷、油腻及刺激性食物。如热证忌辛辣、油腻;寒证忌生冷。妊娠期妇女慎用破血通经、行气导滞、泻下逐水药。皮肤病、疮毒、哮喘、咳嗽患者忌食鱼、虾等海味食物等。

六、中成药用药指导

1. 与患者核对药品种类和数量,根据处方明确药品的用法用量、用药时间、用药间隔等,对特殊剂型,如栓剂、滴眼液、膏剂等,需特别说明使用方法。

2. 向患者说明中成药的使用禁忌和注意事项。

3. 如有联合用药的情况,向患者交代清楚联合用药需注意的问题,如中成药和西药应相隔半小时左右服用。

4. 如有特殊储存的药物,提醒患者按要求储存。

5. 对特殊人群,如过敏体质者、妊娠期妇女,应详细询问用药史、过敏史等相关信息,避免发生药害事件。

6. 如有关于药品疗效、药品质量、不良反应等方面的咨询,应尽可能作答,如不确定,应在事后详查并予以回复。

思考题

1. 简述中成药的临床应用指导原则。
2. 简答中成药的用药禁忌。
3. 简述在日常服用中成药的过程中的注意事项。

第六章

解表中成药

学习目标

1. 素质目标：领悟尊重生命、传承经典的重要性，树立高度的责任心，具备严谨求实的学习态度，强化以中医药助力健康中国建设的意识。

2. 知识目标：掌握解表中成药的含义及常用解表中成药的组成、歌诀、作用功效、适应病症等；熟悉常用解表中成药的用法用量及注意事项等；了解常用解表中成药的来源及解读。

3. 能力目标：具备分辨不同解表中成药的方剂组成、作用功效及适应病症的能力，以便更好地指导临床用药。

解表中成药是指以解表药为主组成，具有发散表邪、解除表证作用的一类成药。肌表是人体的藩篱，外邪侵袭人体，每每从肌表而入，当"邪"在肌表的时候，便会产生恶寒、发热、头痛身痛、无汗或有汗、脉浮等表证表现，此时邪气轻浅，应及时使用解表药，以解表散邪，使邪从外解，以防传变，力求早期治愈。解表中成药可用于外感风寒引起的头痛发热、鼻塞流涕、恶寒无汗、骨节酸痛、咽喉肿痛等症状。

本章主要学习九味羌活汤、葛根汤颗粒、连花清瘟颗粒（胶囊）、银翘解毒片、桑菊感冒片、九味双解口服液、通宣理肺片（丸）等常用解表中成药。

九味羌活汤

九味羌活汤,中成药,处方药,医保甲类。

▶ 【方剂组成】

羌活、防风、细辛、苍术、白芷、川芎、黄芩、地黄、甘草。

▶ 【本品性状】

为辛温燥热之剂。

▶ 【方剂来源】

源于元代王好古的《此事难知》。

▶ 【方剂解读】

本方证由外感风寒湿邪,兼内有蕴热所致。寒湿邪侵犯肌表,郁遏卫阳,闭塞腠理,阻滞经络,气血运行不畅,故恶寒发热、肌表无汗、头痛项强、肢体酸楚疼痛;里有蕴热,故口苦微渴;苔白或微黄,脉浮是表证兼里热之佐证。治当发散风寒湿邪为主,兼清里热为辅。方中羌活辛苦性温,散表寒,祛风湿,利关节,止痹痛,为治太阳风寒湿邪在表之要药,故为君药。防风辛甘性温,为风药中之润剂,祛风除湿,散寒止痛;苍术辛苦而温,功可发汗祛湿,为祛太阴寒湿的主要药物。两药相合,协助羌活祛风散寒,除湿止痛,是为臣药。细辛、白芷、川芎祛风散寒,宣痹止痛,其中细辛善治少阴头痛,白芷擅解阳明头痛,川芎长于止少阳、厥阴头痛,此三味与羌活、苍术合用,为本方"分经论治"的基本结构。地黄、黄芩清泄里热,并防诸辛温燥烈之品伤津,以上五药俱为佐药。甘草调和诸药,为使药。九味配伍,既能统治风寒湿邪,又能兼顾协调表里,共成发汗祛湿,兼清里热之剂。

▶ 【作用功效】

发汗散寒,祛风除湿,兼清里热。

▶ 【适应病症】

用于治疗外感风寒湿邪,内有蕴热所致的寒重热轻,头痛无汗,肢体疼痛,口苦微渴,苔白,脉浮。

▶ 【本方歌诀】

九味羌活有防风,苍术细辛白芷芎,生地黄芩炙甘草,风寒湿邪里热用。

▶【用法用量】

口服丸,一次 1～2 丸,每日 2 次,用姜葱汤或温开水送服;冲剂,一次 1 袋,每日 2～3 次,用姜汤或热开水冲服;汤剂,水煎服,每日一剂,于饭后半饿时分 3 次服。

▶【不良反应】

偶见轻度恶心;如用药期间出现任何不适,请及时咨询医生。

▶【注意事项】

本方辛温香燥之药较多,易于伤阴,故风热表证、阴虚内热、阴虚津少者均不宜使用。

 知识拓展

加减化裁

湿邪较轻、肢体酸楚不甚者,可去苍术、细辛以减温燥之性;肢体关节痛剧者,加独活、威灵仙、姜黄等以加强宣痹止痛之力;湿重胸满者,可去滋腻之地黄,加枳壳、厚朴行气化湿宽胸;无口苦微渴者,地黄、黄芩又当酌情裁减;里热甚而烦渴者,可配加石膏、知母清热除烦止渴。

附　方

1. 羌活保元汤(《寿世保元》)

本方加生姜、葱白构成,增强通阳解表之力,主治、功效与本方略为相同。

2. 大羌活汤(《此事难知》)

本方去白芷,加黄连、防己、知母、白术构成。功能发散风寒,清热祛温。主治风寒湿邪表证兼有里热,恶寒,头痛发热,口干烦满而渴。

葛根汤颗粒

葛根汤颗粒,中成药,OTC 甲类,医保乙类。

▶【方剂组成】

葛根、麻黄、白芍、桂枝、甘草、生姜、大枣。

▶【本品性状】

为棕色的颗粒;味甜、微苦。

▶【方剂来源】

源于东汉张仲景的《伤寒杂病论·伤寒论》。

▶ 【方剂解读】

本方由桂枝汤加葛根、麻黄组成。

方中葛根,解表退热,生津,透疹,升阳止泻。麻黄、桂枝,发汗解表,宣肺平喘,温通经脉。白芍、甘草,生津养液,缓急止痛。大枣、生姜,调和脾胃。诸药合用,共同发挥发汗解表、祛风邪、生津液、缓急止痛的作用,达到治疗风寒感冒的效果。

▶ 【作用功效】

发汗解表,升津舒经。

▶ 【适应病症】

可用于风寒感冒,症见:发热恶寒,鼻塞流涕,咳嗽咽痒,咯痰稀白,无汗,头痛身疼,项背强急不舒,苔薄白或薄白润,脉浮或浮紧。

▶ 【本方歌诀】

葛根汤中有麻黄,桂枝白芍草枣姜,风寒无汗头身疼,项背强痛脉浮紧。

▶ 【用法用量】

开水冲服。一次 6 g(1 袋),每日 3 次,7～10 日为 1 个疗程。儿童服用需要酌情减量,一般儿童的用量为成人的 1/3 或者 1/2,建议在医生的指导下使用。

▶ 【不良反应】

偶见轻度恶心。服用本品前已服用其他降压药者,在服用本品时,不宜突然减少或停用其他降压药物。可根据血压情况逐渐调整其他药物服用量。

▶ 【注意事项】

1. 素有阴虚火甚、上盛下虚的患者不可用。
2. 禁生冷、黏滑、肉、面、五辛、酒酪、臭恶等食物。

 知识拓展

加减化裁

如表邪犯胃呕逆者,加半夏;身热烦渴,加石膏;头痛剧者,加蔓荆子、藁本;咽痛痰粘,加桔梗;伴风疹者,加防风、川芎、蝉蜕;口眼㖞斜,加地龙、川芎、木瓜。

连花清瘟颗粒(胶囊)

连花清瘟,中成药,双跨药,医保甲类。

▶ 【方剂组成】

连翘、金银花、麻黄(炙)、苦杏仁(炒)、石膏、板蓝根、绵马贯众、鱼腥草、广藿香、大黄、红景天、薄荷脑、甘草。

▶ 【本品性状】

为棕黄色至深褐色颗粒;味微苦,气微香。

▶ 【方剂来源】

1. 东汉张仲景《伤寒杂病论·伤寒论》中的麻杏石甘汤。
2. 清代吴瑭《温病条辨》中的银翘散。
3. 明代吴又可的《温疫论》。

▶ 【方剂解读】

方中金银花、炒苦杏仁、石膏、鱼腥草,具有很好的清瘟解毒、抗病毒的作用,对于病毒性疾病有一定的治疗作用。金银花、炒苦杏仁、石膏、鱼腥草、大黄、薄荷脑、甘草等多种药物成分,可以起到很好的宣肺泄热的作用,对于咳嗽、咽喉肿痛等症状都有一定的缓解作用。

▶ 【作用功效】

清瘟解毒,宣肺泄热。

▶ 【适应病症】

用于治疗流行性感冒属热毒袭肺证,症见:发热或高热,恶寒,肌肉酸痛,鼻塞流涕,咳嗽,头痛,咽干咽痛,舌偏红,苔黄或黄腻等。在新型冠状病毒性肺炎(以下简称"新冠")的常规治疗中,可用于轻型、普通型引起的发热、咳嗽、乏力。

▶ 【本方歌诀】

麻杏石甘汤:伤寒麻杏石甘汤,汗出而喘法度良,辛凉宣泄能清肺,定喘除热效力彰。
银翘散:银翘散治上焦疴,竹叶荆蒡豉薄荷;甘桔芦根凉解法,辛凉平剂用时多。

▶ 【用法用量】

1. 连花清瘟颗粒:口服。一次1袋,每日3次。
2. 连花清瘟胶囊:口服。一次4粒,每日3次。

▶【不良反应】

可见胃肠道不良反应如恶心、腹泻、呕吐、腹痛、腹胀、口干,以及皮疹、瘙痒、头晕等。

▶【注意事项】

1. 忌烟、酒及辛辣、生冷、油腻食物,不宜在服药期间同时服用滋补性中药。

2. 禁用人群:对本品过敏者禁用。

3. 慎用人群:风寒感冒者慎用;本品含麻黄,运动员,高血压、心脏病患者慎用;本品苦寒易伤脾胃,年老体弱及脾虚便溏者慎用;妊娠期及哺乳期妇女慎用。

4. 严格按用法用量服用,不宜长期服用。

 知识拓展

起效时间

连花清瘟中含有薄荷脑,在服用后即可感受到清凉感,给咽喉部带来比较舒适的感觉。试验证实,连花清瘟可明显改善流行性感冒患者的发热或高热、恶寒、鼻塞流涕、咳嗽、头痛、咽干咽痛等症状。服药后降温平均起效时间为 3.98 小时,根据个人体质不同或者患病阶段不同,患者一般在服用 1~3 日后能感受到治疗效果。

使用情况

1. 连花清瘟胶囊(颗粒)被列入国家卫生健康委员会《新型冠状病毒肺炎诊疗方案(第九版)》。

2. 2020 年 4 月,国家药品监督管理局下发的《药品补充申请批件》显示,连花清瘟胶囊(颗粒)被批准可用于新冠病毒性肺炎轻型、普通型引起的发热、咳嗽、乏力,疗程为 7~10 日。

3. 连花清瘟颗粒(胶囊)是治疗用药,非预防用药,提前口服不能预防新冠,若没有症状则不推荐服用。

银翘解毒片

银翘解毒片,中成药,双跨药,非医保。

▶【方剂组成】

金银花、连翘、荆芥穗、淡豆豉、牛蒡子、桔梗、甘草、淡竹叶、扑热息痛、薄荷脑。

▶【本品性状】

为糖衣片,除去糖衣后显棕褐色;味苦。

【方剂来源】

源于清代吴瑭《温病条辨》中的银翘散。

【方剂解读】

桔梗有宣肺的功效;连翘清热;淡豆豉解表;淡竹叶除烦;金银花、牛蒡子、荆芥穗、薄荷脑疏散风热。

【作用功效】

清热散风,解表退热。

【适应病症】

用于流行性感冒,发冷发热,四肢酸懒,头痛咳嗽,咽喉肿痛。

【本方歌诀】

银翘薄豉荆,竹蒡芦草梗。

【用法用量】

口服。一次 3～5 片,每日 2 次,儿童酌减。

【不良反应】

1. 偶见皮疹、荨麻疹、药热及粒细胞减少。

2. 长期大量用药会导致肝肾功能异常。

【注意事项】

1. 忌烟、酒及辛辣、生冷、油腻食物。

2. 禁用人群: 对本品过敏者禁用。

3. 慎用人群: 妊娠期妇女、脾胃虚寒者慎用。

4. 特殊人群:

(1) 计划怀孕、妊娠期及哺乳期妇女请及时告知医生并咨询选择最佳治疗方案。

(2) 儿童应在医生指导和成人监护下用药,请将此药品放在儿童不能接触的地方。

(3) 老年人具体用药请咨询医生,不可随意自行用药。

(4) 糖尿病、高血压、心脏病、肝病、肾病等慢性病严重者应在医生指导下服用。

(5) 适用于感冒初起,有恶寒发热、汗出不畅、头痛、咽痛等症状。

5. 本品不宜长期或大量服用,请严格按照用法用量服用。

桑菊感冒片

桑菊感冒片,中成药,OTC乙类,医保乙类。

▶【方剂组成】

桑叶、菊花、连翘、薄荷素油、苦杏仁、桔梗、甘草、芦根。

▶【本品性状】

为浅棕色至棕褐色的片;或为糖衣片或薄膜衣片,除去包衣后显浅棕色至棕褐色;气微香,味微苦。

▶【方剂来源】

源于清代吴瑭《温病条辨》中的桑菊饮。

▶【方剂解读】

本方病机为风温袭肺,肺气失宣。方中桑叶疏散风热,宣肺止咳,菊花甘凉轻清,清利头目,同为君药。薄荷助君药疏散上焦风热,杏仁肃降肺气,桔梗宣肺止咳,二药一宣一降,增强肺之宣降功能而止咳,三者共为臣药。连翘苦辛性寒,清热透表解毒,芦根甘寒,清热生津而止渴,共为佐药。甘草调和诸药,为使药。与桔梗相伍,又可通利咽喉。诸药配伍,共奏疏风清热、宣肺止咳之功。

▶【作用功效】

疏风清热,宣肺止咳。

▶【适应病症】

用于风热感冒初起引起的头痛、咳嗽、口干、咽痛。现也可用于上呼吸道感染、急性支气管炎见上述证候者。

▶【本方歌诀】

桑菊饮有芦根翘,桔梗薄杏生甘草,风温犯肺失清肃,咳嗽痰少微热渴。

▶【用法用量】

口服。一次4～8片,每日2～3次。

▶【不良反应】

尚不明确。

▶【注意事项】

1. 忌烟、酒及辛辣、生冷、油腻食物。

2. 不宜在服药期间同时服用滋补性中药。

3. 禁用人群：对本品过敏者禁用。

4. 慎用人群：过敏体质者、风寒感冒者慎用。

5. 特殊人群：

（1）计划怀孕、妊娠期及哺乳期妇女请及时告知医生并咨询选择最佳治疗方案。

（2）儿童应在医生指导和成人监护下用药，请将此药品放在儿童不能接触的地方。

（3）老年人具体用药请咨询医生，不可随意自行用药。

（4）糖尿病、高血压、心脏病、肝病、肾病等慢性病严重者应在医生指导下服用。

九味双解口服液

九味双解口服液，中成药，OTC甲类，医保乙类。

【方剂组成】

柴胡、大黄(熟)、青蒿、金银花、黄芩(酒炙)、大青叶、蒲公英、重楼、草果(去皮、姜制)。

【本品性状】

为棕黑色液体；气香，味甜、微苦。

【方剂来源】

在张仲景清热良方"大柴胡汤"、民间秘方"无名高烧汤"的基础上得来的临床经验方。

【方剂解读】

方中取柴胡透表解热，大黄泻火解毒，二物合用使邪热既有外散之机，又有下泄之路，表里分消。青蒿去火、金银花解毒，黄芩清热燥湿，共助柴胡、大黄解热泻火之功。佐以大青叶、蒲公英、重楼清热解毒利咽，草果芳香燥湿，并以其之温制诸药之寒。方中柴胡达表，大黄清里，银、黄入肺胃，故不再用引经之使药。九物合用，共奏表里双解，快速去除感冒症状之功效。

【作用功效】

解表清热，泻火解毒。

【适应病症】

用于风热感冒，症见：发热，或恶风、头痛、鼻塞、咳嗽、流涕、咽痛或红肿、口渴，或伴溲赤、便干等。

▶ 【本方歌诀】

无。

▶ 【用法用量】

口服。一次 20 mL,每日 3 次。儿童减量服用,1～2 岁一次 3 mL,每日 2 次;3～4 岁一次 5 mL,每日 2 次;5～6 岁一次 5 mL,每日 3 次;7～9 岁一次 10 mL,每日 2 次;13～14 岁一次 20 mL,每日 2 次。

▶ 【不良反应】

尚不明确。

▶ 【注意事项】

1. 妊娠期妇女慎用。

2. 请将该药品放在儿童不能接触的地方。

3. 药品性状发生改变时禁止使用。

通宣理肺片(丸)

通宣理肺片(丸),中成药,OTC 甲类,医保甲类。

▶ 【方剂组成】

紫苏叶、前胡、桔梗、苦杏仁、麻黄、麸炒枳壳、黄芩、陈皮、半夏(制)、茯苓、甘草。

▶ 【本品性状】

通宣理肺片:为薄膜衣片,除去包衣显灰棕色至棕褐色;气香,味微苦。

通宣理肺丸:为黑棕色至黑褐色的水蜜丸或大蜜丸;味微甜、略苦。

▶ 【方剂来源】

源于明代王肯堂的《证治准绳》。

▶ 【方剂解读】

方中紫苏、麻黄性温辛散,疏风散寒,发汗解表,宣肺平喘,共为君药。前胡、苦杏仁降气化痰平喘,桔梗宣肺化痰利咽,三药相伍,以复肺脏宣发肃降之机;陈皮、半夏燥湿化痰,茯苓健脾渗湿,以绝生痰之源,共为臣药。黄芩清泻肺热,以防外邪内郁而化热,并防麻黄、半夏等温燥太过,枳壳理气,使气行则痰化津复,共为佐药。甘草化痰止咳,调和诸药,为使药。诸药相合,共奏解表散寒,宣肺止咳之功。

▶【作用功效】

解表散寒,宣肺止嗽。

▶【适应病症】

用于风寒感冒所致的咳嗽,发热恶寒,鼻塞流涕,头痛无汗,肢体酸痛。

▶【本方歌诀】

通宣理肺倍苏叶,麻黄杏桔半陈结,前苓壳苓甘草,风寒咳嗽痰白者。

▶【用法用量】

通宣理肺片:口服。一次 4 片,每日 2～3 次。

通宣理肺丸:大蜜丸一次 2 丸,水蜜丸一次 7 g,每日 2～3 次。

▶【不良反应】

尚不明确。

▶【注意事项】

1. 忌烟、酒及辛辣、生冷、油腻食物。

2. 不宜在服药期间同时服用滋补性中药。

3. 禁用人群:对本品过敏者、妊娠期妇女禁用。

4. 慎用人群:运动员,高血压、心脏病、过敏体质者,风热或痰热咳嗽、阴虚干咳者慎用。

5. 特殊人群:

(1) 计划怀孕、妊娠期及哺乳期妇女请及时告知医生并咨询选择最佳治疗方案。

(2) 儿童应在医生指导和成人监护下用药,请将此药品放在儿童不能接触的地方。

(3) 老年人具体用药请咨询医生,不可随意自行用药。

(4) 支气管扩张、肺脓疡、肺源性心脏病、肺结核患者出现咳嗽时应去医院就诊。

(5) 风热感冒者不适用,其表现为发热明显,微恶风,有汗,口渴,鼻流浊涕,咽喉肿痛,咳吐黄痰。

◈ 思考题

1. 简答解表中成药的含义。

2. 简述葛根汤颗粒、连花清瘟颗粒(胶囊)的组成、作用功效及适应病症。

3. 简述银翘解毒片、桑菊感冒片的组成、作用功效及适应病症。

第七章

清热中成药

学习目标

1. **素质目标**：领悟尊重生命，传承经典，树立高度的责任心，具备严谨求实的学习态度，促进中医药认知体系的构建，为推进健康中国建设贡献一份力量。

2. **知识目标**：掌握清热中成药的含义及常用清热中成药的组成、歌诀、作用功效、适应病症等；熟悉常用清热中成药的用法用量及注意事项等；了解常用清热中成药的来源及解读。

3. **能力目标**：具备分辨不同清热中成药的方剂组成、作用功效及适应病症的能力，以便更好地指导临床用药。

　　清热中成药是指以清热药为主组成，具有清热、泻火、凉血、解毒等作用，用以治疗里热证的中成药。里热证的形成可以由外感六淫之邪入里化热，或是五志过极、脏腑偏盛、过食辛辣等原因产生。热邪根据其程度轻重的不同，可区分为温、热、火三种类型，温为热之渐，火为热之极，三者本质一样，故统称为热。"暑亦温之类，暑自温来"（《温病条辨》），所以将暑热亦列入本项目。清热中成药常见的剂型有口服液、散剂、颗粒剂、丸剂、片剂、胶囊剂等。本类中成药一般在表证已解、里热正盛，或里热虽盛尚未结实的情况下使用。如邪热在表，当先解表，否则会引邪入里；如里热成实，则应采用攻下中成药；表邪未解，里热已实，则宜表里双解。此类中成药多用苦寒之品，易伤人体阳气，所以不能长久服用，平素虚寒者宜慎用。

　　本章主要学习牛黄解毒片、黄连上清片（丸）、清胃黄连片、牛黄上清片、连翘败毒丸、清肺抑火片、蓝芩口服液、蒲地蓝消炎片（口服液）、板蓝根颗粒、龙胆泻肝丸（水丸）等常用清热中成药。

牛黄解毒片

牛黄解毒片,中成药,双跨药,医保甲类。

【方剂组成】

人工牛黄、雄黄、石膏、大黄、黄芩、桔梗、冰片、甘草。

【本品性状】

为素片、糖衣片或薄膜衣片,素片或包衣片除去包衣后显棕黄色;有冰片香气,味微苦、辛。

【方剂来源】

源于明代王肯堂的《证治准绳》。

【方剂解读】

方中牛黄味苦气凉,入肝、心经,功善清热凉心解毒,以之为君药。生石膏味辛能散,气大寒可清热,清热泻火,除烦止渴;黄芩味苦气寒,清热燥湿,泻火解毒;大黄苦寒沉降,清热泻火,泻下通便,共为臣药。雄黄、冰片清热解毒,消肿止痛;桔梗味苦辛,入肺经,宣肺利咽,共为佐药。甘草味甘性平,调和诸药,为使药。诸药合用,共奏清热解毒泻火之功。

【作用功效】

清热解毒。

【适应病症】

可用于火热内盛,咽喉肿痛,牙龈肿痛,口舌生疮,目赤肿痛。

1. 胃火亢盛所致,症见:口舌生疮,疼痛剧烈,反复发作,口干喜饮,大便秘结,舌质红苔黄,脉沉实有力;口腔炎、口腔溃疡见上述证候者。

2. 三焦火盛所致,症见:牙龈红肿疼痛,发热,甚则牵引头痛,日轻夜重,口渴引饮,大便燥结,小便黄赤,或面颊红肿,苔黄,脉滑数有力;急性牙周炎、牙龈炎见上述证候者。

3. 火毒内盛、火热上攻所致,症见:咽痛红肿,壮热,烦渴,大便秘结,腹胀胸满,小便黄赤,舌红苔黄,脉滑数有力;急性咽炎见上述证候者。

【本方歌诀】

牛黄解毒大黄雄,石膏黄芩冰片同,再加桔梗与甘草,清热解毒建奇功。

【用法用量】

口服。小片一次 3 片(每片 0.25 g),大片一次 2 片(每片 0.3 g),每日 2～3 次。

【不良反应】

表现为皮肤药疹、过敏休克、肝脏损伤、砷中毒、黑皮病、尿血、便血等症状。

【注意事项】

1. 忌烟、酒及辛辣、生冷、油腻食物。

2. 禁用人群:对本品过敏者、妊娠期及哺乳期妇女、婴幼儿禁用。

3. 慎用人群:脾胃虚弱者及虚火上炎所致口疮、牙痛、喉痹者,严重肝损害患者,急、慢性肾脏病患者,过敏体质者慎用。

4. 特殊人群:

(1) 儿童应在医生指导和成人监护下用药,请将此药品放在儿童不能接触的地方。

(2) 老年人具体用药请咨询医生,不可随意自行用药。

5. 本品含雄黄,不可超剂量或长期服用。

黄连上清片(丸)

黄连上清片(丸),中成药,双跨药,医保甲类。

【方剂组成】

黄连、栀子、连翘、炒蔓荆子、防风、荆芥穗、白芷、黄芩、菊花、薄荷、大黄、黄柏、桔梗、川芎、石膏、旋覆花、甘草。

【本品性状】

为黄色糖衣片,除去糖衣后显棕褐色,气香,味苦。

【方剂来源】

源于清代凌奂的《饲鹤亭集方》。

【方剂解读】

方中黄连、黄芩、黄柏、石膏清热泻火,燥湿解毒;栀子、大黄清热凉血而解毒,引热毒从二便而出,共为君药。连翘、菊花、荆芥穗、白芷、蔓荆子、川芎、防风、薄荷疏风散热,共为臣药。旋覆花下气行水,桔梗清热利咽排脓,载药上行,为佐药。甘草清热解毒,调和诸药,为使药。诸药合用,散风清热、泻火止痛、上通下行,使火热随之而解。

【作用功效】

散风清热、泻火止痛。

【适应病症】

可用于肺胃火盛所致的头晕目眩、暴发火眼、牙齿疼痛、口舌生疮、咽喉肿痛、耳痛耳鸣、大便秘结、小便短赤。

1. 风热上攻,肺胃热盛,引动肝火上蒸头目所致,症见：眼内刺痒交作,羞明流泪,眵多,白睛红赤,头痛,身热,口渴,尿赤,舌苔黄,脉浮数;急性结膜炎见上述证候者。

2. 风热邪毒上犯,并肺胃热盛,毒热结聚,循经上蒸耳窍,气血相搏,化腐成脓所致,症见：急剧发作,耳痛显著,眩晕流脓,重听耳鸣,头痛发作,鼻塞流涕,舌红苔薄黄,脉浮数;急性化脓性中耳炎见上述证候者。

3. 风热邪毒内侵,或肺胃热盛,循经上攻于口所致,症见：口腔黏膜充血发红,水肿破溃,渗出疼痛,口热口臭,身痛不适,口干口渴,便干尿黄,舌红苔黄,脉浮滑数;急性口炎、复发性口疮见上述证候者。

4. 肺胃火盛,风热内侵,火热蕴郁,循经上蒸于龈所致,症见：牙龈红肿,出血渗出,疼痛,口干口渴,口臭口黏,便秘尿黄,舌苔黄,脉浮弦数;急性牙龈(周)炎见上述证候者;急性智齿冠周炎见上述证候者。

5. 风热邪毒内侵,并肺胃热盛,蕴热生火相结,循经上蒸咽喉所致,症见：咽喉红肿疼痛,头痛,身热,尿黄便干,舌苔黄,脉弦数;急性咽炎见上述证候者。

【本方歌诀】

黄连上清大黄芩,荆芍栀翘归薄荷,桔玄苓菊天花粉,甘草黄柏生石膏。

【用法用量】

1. 黄连上清片：口服。一次 6 片,每日 2 次。

2. 黄连上清丸：口服。水丸或水蜜丸一次 3～6 g,小蜜丸一次 6～12 g,大蜜丸一次 1～2 丸,每日 2 次。

【不良反应】

尚不明确。

【注意事项】

1. 忌烟、酒及辛辣、生冷、油腻食物。

2. 不宜在服药期间同时服用滋补性中药。

3. 禁用人群：对本品过敏者、妊娠期妇女禁用。

4. 慎用人群：过敏体质者、脾胃虚寒者、阴虚火旺者、老人、儿童慎用。

5. 特殊人群：

(1) 计划怀孕、妊娠期及哺乳期妇女请及时告知医生并咨询选择最佳治疗方案。

（2）糖尿病、高血压、心脏病、肝病、肾病等慢性病严重者应在医生指导下服用。

清胃黄连片

清胃黄连片，中成药，OTC 甲类，非医保。

【方剂组成】

黄连、石膏、桔梗、甘草、知母、玄参、地黄、牡丹皮、天花粉、连翘、栀子、黄柏、黄芩、赤芍。

【本品性状】

为糖衣片或薄膜衣片，除去包衣后显棕色至深褐色；味苦。

【方剂来源】

源于明代龚廷贤《万病回春》中的滋阴清胃丸。

【方剂解读】

方中黄连、石膏清胃泻火，为君药。黄芩、栀子清热燥湿、泻火解毒，为臣药。连翘清热解毒消肿；知母、黄柏、玄参、地黄滋阴降火、燥湿凉血；牡丹皮、赤芍凉血活血、清热消肿；天花粉养阴润燥，清热解毒，共为佐药。桔梗、甘草解毒利咽，桔梗载药上行，甘草调和诸药，为使药。诸药合用，共奏清胃泻火、解毒消肿之功。

【作用功效】

清胃泻火，解毒消肿。

【适应病症】

用于肺胃之火所致的口舌生疮、齿龈、咽喉肿痛。

1. 口疮：由肺胃火盛，上蒸循经于口所致，口腔黏膜充血发红，水肿破溃，口热口干，口黏口臭，大便秘结，小便短赤，舌苔黄，脉弦实数；复发性口疮，急性口炎见上述证候者。

2. 喉痹：因肺胃火盛，外感风热，引动实火上蒸于咽，咽腭弓黏膜充血，发红水肿，咽干咽痛，便秘，尿黄，舌红苔黄，脉弦实数；急性咽炎见上述证候者。

3. 牙宣：因肺胃火盛，上蒸牙龈所致，牙龈充血发红肿胀，可见渗出出血，口热口臭，便秘，尿黄，舌苔黄，脉弦实数；急性牙龈（周）炎见上述证候者。

【本方歌诀】

清胃黄连膏知玄，桔草地黄丹皮金，花粉连翘栀赤芍，芩柏泻大解毒卓。

【用法用量】

口服,一次 8 片,每日 2 次。服药后大便次数每日 2～3 次者,应减量。

【不良反应】

尚不明确。

【注意事项】

1. 忌烟、酒及辛辣、生冷、油腻食物。

2. 不宜在服药期间同时服用滋补性中药。

3. 禁用人群:对本品过敏者、妊娠期妇女禁用。

4. 慎用人群:过敏体质者,小儿,妊娠期妇女,年老体弱、阴虚火旺及脾胃虚寒者慎用。

5. 服药后大便每日 3 次以上者,应到医院就诊。

牛黄上清片

牛黄上清片,中成药,双跨药,医保甲类。

【方剂组成】

人工牛黄、薄荷、菊花、荆芥穗、白芷、川芎、栀子、黄连、黄柏、黄芩、大黄、连翘、赤芍、当归、地黄、桔梗、甘草、石膏、冰片。

【本品性状】

为糖衣片或薄膜衣片,除去包衣后显棕褐色至黑褐色;气微香,味凉、苦。

【方剂来源】

源于明代李梴的《医学入门》。

【方剂解读】

方中人工牛黄性凉,功能清热解毒,消肿止痛,为清热解毒之佳品,故为君药。菊花、连翘凉散风热,清热解毒;荆芥穗、白芷解表散风,消肿止痛;薄荷疏风清热,利咽解毒,诸药均有发散火邪之能,有"火郁发之"之意,故为臣药。黄芩、黄连、黄柏、大黄、栀子苦寒清热燥湿,解毒泻火,凉血消肿,能够清泻三焦实火;石膏清解阳明经实热火邪,赤芍、地黄、当归、川芎凉血活血,上行头部,祛风止痛;冰片疏散郁火,通关开窍,清利咽喉,聪耳明目,以助清上焦热邪,透发郁火,为佐药。桔梗轻清上浮,载药上行;甘草调和诸药,共为使药。诸药合用,共奏清热泻火、散风止痛之功。

【作用功效】

清热泻火,散风止痛。

【适应病症】

用于热毒内盛、风火上攻所致的头痛眩晕、目赤耳鸣、咽喉肿痛、口舌生疮、牙龈肿痛、大便燥结。

1. 热毒内盛、风火上攻所致,症见:头痛、伴有头晕,面红目赤,口干口苦;原发性高血压、血管神经性头痛见上述证候者。

2. 眩晕、面红、目赤、耳鸣、耳聋;原发性高血压见上述证候者。

3. 热毒内盛,风火上攻,引动肝火,上犯头目所致,症见:眼内刺痒交作,羞明流泪,眵多,白睛红赤,头痛、身热,口渴尿赤,舌苔黄,脉浮数;急性结膜炎见上述证候者。

4. 热毒内盛,风火上攻,蕴热生火相结,循经上蒸咽喉所致,症见:咽喉红肿疼痛,头痛,身热,尿黄,便干,舌苔黄,脉弦数;急性咽炎见上述证候者。

5. 热毒内盛,风火上攻,蕴热生火产毒,结聚口腔所致,症见:口腔黏膜充血发红,水肿破溃,渗出疼痛,口干口渴,身痛乏力,便干尿黄,舌红苔黄,脉弦洪数;急性口炎、复发性口疮见上述证候者。

6. 热毒内盛,风火上攻,火热相搏,蕴结上犯牙龈所致,症见:牙龈红肿,出血渗出疼痛,口干口渴,口臭口热,便秘,尿黄,舌苔黄,脉浮弦数;急性牙龈(周)炎见上述证候者。

7. 热毒内盛,复感风火上攻,蕴热化火结毒,循经至冠周牙龈所致,症见:牙龈充血肿胀,渗出化脓,疼痛剧烈,口臭口热,张口可受限,便秘,尿黄,舌苔黄厚,脉弦实数;急性智齿冠周炎见上述证候者。

【本方歌诀】

无。

【用法用量】

口服。一次 4 片,每日 2 次。

【不良反应】

有发生药疹、贫血及过敏性休克报道。

【注意事项】

1. 用药期间宜清淡饮食,忌辛辣、油腻食物。

2. 不宜在服药期间同时服用滋补性中成药。

3. 禁用人群:对本品过敏者,妊娠期妇女,阴虚火旺致头痛眩晕、牙痛咽痛者禁用。

4. 慎用人群:过敏体质者、老人、儿童、脾胃虚弱者慎用。

5. 特殊人群:

（1）计划怀孕、妊娠期及哺乳期妇女请及时告知医生并咨询选择最佳治疗方案。

（2）糖尿病、高血压、心脏病、肝病、肾病等慢性病严重者应在医生指导下服用。

连翘败毒丸

连翘败毒丸，中成药，OTC 甲类，医保甲类。

▶【方剂组成】

连翘、黄连、当归、甘草、柴胡、黄柏、金银花、防风、苦参、荆芥穗、黄芩、麻黄、苦地丁、白芷、薄荷、天花粉、赤芍、羌活、大黄。

▶【本品性状】

为棕色至棕褐色的水丸；味甘苦。

▶【方剂来源】

源于明代陶华的《伤寒全生集》。

▶【方剂解读】

方中金银花、连翘、蒲公英、紫花地丁性寒清解，能清热解毒、散结消痈，善治热毒疮疡。黄芩、黄连、黄柏苦寒泄燥，既清热燥湿，又泻火解毒；栀子苦泄寒清，善泄三焦之火、凉血消肿；苦参苦寒清燥，善清热燥湿、利尿；白鲜皮苦寒清利，既清热解毒，又利小肠水气；大黄苦寒泄降，既泄热通便，又凉血解毒、散瘀消肿；木通苦寒泄降，能清热利尿、通利血脉。合而用之，既清热泻火、凉血解毒，又能通利二便、导热从二便出，还能散瘀消肿。天花粉苦寒甘润，善清热消肿溃脓，为治疮痈常用之品；浙贝母苦寒开泄，善清热化痰、散结消痈；玄参苦寒清泄咸软，善清热凉血、散结解毒、滋阴通便；赤芍苦泄微寒，善凉血活血、消肿止痛。合而用之，能清热凉血、散结消肿。防风、荆芥穗辛散微温，白芷、羌活辛散苦燥而温，麻黄辛温宣散，合而用之，能散风透表；薄荷、蝉蜕、柴胡辛凉清散，能疏风散热。温凉合用，散风疏透之力得增，使邪热从表透发。当归辛温走窜，能补血活血止痛，亦可防苦燥与寒凉太过；桔梗性平宣散，专入肺经，既宣肺排脓，又引诸药直达肌肤；甘草甘平解毒，调和诸药。全方配伍，主以清解，兼以消散，共奏清热解毒、消肿止痛之功，故善治热毒蕴结肌肤所致的疮疡，症见局部红肿热痛、未溃破者。

▶【作用功效】

清热解毒，散风消肿。

▶【适应病症】

主要用于脏腑积热、风热、湿毒引起的疮疡疾病，症见：肌肤红赤、肿胀、微热、疼痛、舌尖红,脉浮数。

▶ 【本方歌诀】

仙方活命金银花,防芷归陈草芍加;贝母花粉兼乳没,穿山角刺酒煎佳。

▶ 【用法用量】

口服。水丸一次 6 g,每日 2 次。

▶ 【不良反应】

本品可引起头晕、头痛、恶心、呕吐、腹痛、腹泻等不良反应,如果在用药期间出现不适,请及时咨询医生。

▶ 【注意事项】

1. 用药期间宜清淡饮食,忌辛辣、油腻食物,同时戒烟戒酒,避免熬夜,有助于皮肤的恢复。

2. 禁用人群:对本品过敏者、妊娠期妇女禁用。

3. 慎用人群:过敏体质者,运动员,高血压、心脏病、疮疡阴证者慎用。

4. 特殊人群:

(1) 计划怀孕、妊娠期及哺乳期妇女请及时告知医生并咨询选择最佳治疗方案。

(2) 儿童应在医生指导和成人监护下用药,请将此药品放在儿童不能接触的地方。

(3) 老年人具体用药请咨询医生,不可随意自行用药。

(4) 糖尿病、肝病、肾病等慢性病严重者应在医生指导下服用。

清 肺 抑 火 片

清肺抑火片,中成药,OTC 甲类,医保乙类。

▶ 【方剂组成】

黄芩、栀子、黄柏、大黄、苦参、天花粉、知母、桔梗、前胡。

▶ 【本品性状】

为棕黄色片;味苦。

▶ 【方剂来源】

源于明代龚延贤的《寿世保元》。

▶ 【方剂解读】

方中以黄芩清泻肺热,为君药。栀子清泻三焦火热,黄柏清热解毒,大黄清热泻火,助黄芩清肺降火,为臣药。桔梗开宣肺气、祛痰利咽,前胡降气化痰止咳,天花粉清热生津、清肺利咽,知母清热泻火、滋阴润燥,苦参清热解毒,均为佐药。全方共奏清肺止嗽、降火生津之功。

▶ 【作用功效】

清肺止嗽,降火生津。

▶ 【适应病症】

用于肺热咳嗽,痰涎壅盛,咽喉肿痛,口鼻生疮,牙齿疼痛,牙根出血,大便干燥,小便赤黄。

▶ 【本方歌诀】

清肺抑火黄芩君,栀子二母柏前胡,桔梗苦参黄花粉,痰热阻肺腑积消。

▶ 【用法用量】

温开水送服。一次 4 片,每日 2 次。

▶ 【不良反应】

尚不明确。

▶ 【注意事项】

1. 忌食生冷、油腻食物。

2. 服药期间不宜同时服用滋补性中药。

3. 禁用人群:对本品过敏者、风寒咳嗽者、妊娠期妇女禁用。

4. 慎用人群:过敏体质者、儿童、体质虚弱者、糖尿病患者慎用。

5. 支气管扩张、肺脓疡、肺心病、肺结核患者应在医生指导下服用。

6. 服药期间,若患者出现高热、体温超过 38.5 ℃,或出现喘促气急,或咳嗽加重,痰量明显增多,应到医院就诊。

蓝芩口服液

蓝芩口服液,中成药,OTC 乙类,医保乙类。

▶ 【方剂组成】

板蓝根、黄芩、栀子、黄柏、胖大海。

▶ 【本品性状】

为棕红色澄清液体;味甜、微苦。

▶ 【方剂来源】

出自《新药转正标准》。

▶ 【方剂解读】

栀子：苦，寒。归心、肺、三焦经。泻火除烦，清热利湿，凉血解毒；外用消肿止痛。黄芩：苦，寒。归肺、胆、脾、大肠、小肠经。清热燥湿，泻火解毒，止血，安胎。

黄柏：苦，寒。归肾、膀胱经。清热燥湿，泻火解毒，除骨蒸。

板蓝根：苦，寒。归心、胃经。清热解毒，凉血，利咽。

胖大海：甘，寒。归肺、大肠经。清热润肺，利咽开音，润肠通便。

▶ 【作用功效】

清热解毒，利咽消肿。

▶ 【适应病症】

用于急性咽炎、肺胃实热证所致的咽痛、咽干、咽部灼热。

▶ 【本方歌诀】

无。

▶ 【适应人群】

任何人群。

▶ 【用法用量】

口服，一次 10 mL，每日 3 次。

▶ 【不良反应】

个别患者服药后出现轻度腹泻，一般可自行缓解。

▶ 【注意事项】

1. 忌烟、酒及辛辣、鱼腥食物。

2. 不宜在服药期间同时服用温补性中药。

3. 禁用人群：对本品过敏者禁用。

4. 慎用人群：过敏体质者，妊娠期妇女，脾虚大便溏者，属风寒感冒咽痛者，症见恶寒发热、无汗、鼻流清涕者慎用。

5. 特殊人群：

(1) 计划怀孕、妊娠期及哺乳期妇女请及时告知医生并咨询选择最佳治疗方案。

(2) 儿童应在医生指导和成人监护下用药，请将此药品放在儿童不能接触的地方。

(3) 糖尿病患者应在医生指导下服用。

蒲地蓝消炎片(口服液)

蒲地蓝消炎片(口服液),中成药,OTC甲类/处方药,非医保。

【方剂组成】

蒲公英、板蓝根、苦地丁、黄芩。

【本品性状】

蒲地蓝消炎片:为薄膜衣片,除去薄膜衣片后,显棕褐色;味微苦。

蒲地蓝消炎胶囊:为硬胶囊,内容物为棕黄色至棕褐色的颗粒和粉末;气微,味苦。

蒲地蓝消炎口服液:为棕红色至深棕色的液体,气微香,味甜、微苦。

【方剂来源】

出自2020年版《中华人民共和国药典》。

【方剂解读】

方中蒲公英性寒、味甘苦,归肝、胃经,具有清热解毒、消肿散结的作用,为君药。板蓝根清热解毒,凉血利咽,加强君药的作用,为臣药。苦地丁、黄芩清热解毒,消肿止痛,为佐使药。诸药合用,共奏清热解毒、消肿止痛之功。

【作用功效】

清热解毒,消肿止痛。

【适应病症】

主要用于疔肿、腮腺炎、咽炎、淋巴腺炎、扁桃体炎的治疗。能够有效缓解炎症引起的牙疼,还可缓解咽痛等症状。

【本方歌诀】

无。

【用法用量】

蒲地蓝消炎片:口服。一次5~8片(片重0.3 g),或一次3~4片(片重0.6 g),每日4次。

蒲地蓝消炎胶囊:口服。一次3~5粒,每日4次。小儿酌减。

蒲地蓝消炎口服液:口服。一次10 mL,每日3次。小儿酌减,如有沉淀,摇匀后服用。

【不良反应】

恶心、呕吐、腹胀、腹痛、腹泻、乏力、头晕等;皮疹、瘙痒等过敏反应。

【注意事项】

1. 用药期间宜清淡饮食,忌辛辣、油腻食物。

2. 不宜在服药期间同时服用温补性中药。

3. 禁用人群:对本品过敏者禁用。

4. 慎用人群:妊娠期妇女,脾胃虚寒症见腹痛、喜暖、泄泻者慎用。

5. 特殊人群:

(1) 计划怀孕、妊娠期及哺乳期妇女请及时告知医生并咨询选择最佳治疗方案。

(2) 儿童应在医生指导和成人监护下用药,请将此药品放在儿童不能接触的地方。

(3) 老年人和免疫力低下者具体用药请咨询医生,不可随意自行用药。

(4) 糖尿病、高血压、心脏病、肝病、肾病等慢性病严重者应在医生指导下服用。

板 蓝 根 颗 粒

板蓝根颗粒,中成药,OTC乙类,医保甲类。

【方剂组成】

板蓝根。

【本品性状】

为浅棕黄色至棕褐色的颗粒;味甜、微苦,或味微苦。

【方剂来源】

出自《孔伯华医集》。

【方剂解读】

方中板蓝根性味苦寒,苦能泄降,寒能清热,本品有清热解毒、消肿利咽之功能。无论是火毒内蕴、肺胃热盛所致喉痹、乳蛾,还是瘟疫时毒、热毒蕴结所致的痄腮、咽喉肿痛,皆可用之。

【作用功效】

清热解毒,凉血利咽。

【适应病症】

用于肺胃热盛所致的咽喉肿痛、口咽干燥;急性扁桃体炎见上述证候者。

1. 喉痹:火毒炽盛、上灼于咽所致,症见:咽部红肿、疼痛、发热、舌红苔黄、脉数;急性咽炎见上述证候者。

2. 乳蛾：肺胃热毒壅盛、上蒸喉核所致，症见：喉核红肿，疼痛剧烈，或化脓，吞咽困难，发热，舌红，苔黄，脉数；急性扁桃体炎见上述证候者。

3. 痄腮：瘟疫时毒、热毒蕴结所致，症见：发热，腮部肿胀，舌红苔黄，脉数；急性腮腺炎见上述证候者。

▶ 【本方歌诀】

板蓝根苦寒，清热利喉咽，能治大头瘟、痄腮和丹痧斑。

▶ 【用法用量】

开水冲服。一次 0.5~1 袋(5~10 g)，每日 3~4 次。

▶ 【不良反应】

不良反应很少，患者大都耐受性良好，偶见患者出现恶心、呕吐等胃肠道反应。

▶ 【注意事项】

1. 忌烟、酒及辛辣、鱼腥、油腻食物。

2. 不宜在服药期间同时服用滋补性中药。

3. 禁用人群：对本品过敏者，脾胃虚弱、体质虚寒者禁用。

4. 慎用人群：过敏体质者、阴虚火旺者慎用。

5. 特殊人群：

(1) 计划怀孕、妊娠期及哺乳期妇女请及时告知医生并咨询选择最佳治疗方案。

(2) 儿童应在医生指导和成人监护下用药，请将此药品放在儿童不能接触的地方。

(3) 老年人具体用药请咨询医生，不可随意自行用药。

(4) 糖尿病、高血压、心脏病、肝病、肾病等慢性病严重者应在医生指导下服用。

龙胆泻肝丸(水丸)

龙胆泻肝丸，中成药，双跨药，医保甲类。

▶ 【方剂组成】

龙胆、柴胡、黄芩、栀子(炒)、泽泻、木通、盐车前子、酒当归、地黄、炙甘草。

▶ 【本品性状】

为暗黄色的水丸；味苦。

▶ 【方剂来源】

1. 清代汪昂的《医方集解》。

2. 金元时期李杲的《兰室秘藏》。

3. 近代沈麟的《温热经解》。

▶【方剂解读】

本方治证是由肝胆实火上扰,肝胆湿热下注所致。方中龙胆草上清肝胆实火,下泻肝胆湿热,泻火除湿,两擅其功,切中病机,为君药。黄芩、栀子性寒味苦,清热泻火除湿,以加强君药清热除湿之功用,为臣药。车前子、泽泻、川木通清热利水,导湿热下行,使湿热之邪从小便而解;肝体阴,肝有热则易伤阴血,而苦寒清热与利水祛湿又容易损伤阴血,故配当归养血活血,生地黄养阴清热,使祛邪而不伤正;肝用阳、喜条达而恶抑郁,而苦寒之药又容易郁遏肝木,故配柴胡以舒畅肝胆,以上六味皆为佐药。甘草清热缓急,调和诸药,为使药。诸药合用,共奏疏肝利胆、清热除湿之功。

▶【作用功效】

疏肝利胆,清热除湿。

▶【适应病症】

用于肝胆湿热,头晕目赤,耳鸣耳聋,胁痛口苦,尿赤,湿热带下。

1. 肝胆实火循经上炎所致,症见:头痛,眩晕,面红,目赤,烦躁易怒,口苦而干,耳鸣耳聋,舌红苔黄,脉弦数;原发性高血压、神经性头痛、顽固性偏头痛等见上述证候者。

2. 外感风热,引客入肝经,上攻头目所致,症见:目赤肿痛,头痛,口苦,烦躁易怒,小便黄赤,大便秘结,舌红苔黄,脉弦数;急性结膜炎见上述证候者。

3. 情志所伤,肝郁化火,上扰耳窍所致,症见:耳鸣如风雷声,耳聋时轻时重,每于郁怒之后,耳鸣耳聋加重,头痛,眩晕,心烦易怒,舌红苔黄,脉弦数;神经性耳聋见上述证候者。

4. 肝胆湿热,蕴结耳窍所致,症见:耳内流脓,色黄而稠,耳内疼痛,听力减退,舌红苔黄,脉弦数;化脓性中耳炎见上述证候者。

5. 肝胆湿热,上结耳道,郁结肌肤经络,气滞血瘀所致,症见:耳肿疼痛,口苦咽干,小便黄赤,大便秘结,舌红苔黄,脉弦数;外耳道疖肿见上述证候者。

6. 肝胆湿热,肝失疏泄,经络不通所致,症见:胁痛,口苦,胸闷纳呆,恶心呕吐,目赤或目黄身黄,小便黄赤,舌红苔黄,脉弦滑数;急性黄疸型肝炎、急性胆囊炎、带状疱疹等见上述证候者。

7. 肝胆湿热下注,膀胱气化失司所致,症见:小便赤涩热痛,淋沥不畅、小腹急满,口苦而干,舌红苔黄腻,脉弦滑数;急性肾盂肾炎、急性膀胱炎、尿道炎见上述证候者。

8. 肝胆湿热下注所致,症见:带下色黄,黏稠臭秽,外阴瘙痒难忍,阴汗腥臭,口苦口干,舌红苔黄腻,脉弦数;外阴炎、阴道炎、急性盆腔炎见上述证候者。

▶【本方歌诀】

龙胆泻肝栀芩柴,生地车前泽泻偕,木通甘草当归合,胆经湿热力能排。

▶ 【用法用量】

口服。一次 3~6 g，每日 2 次。

▶ 【不良反应】

尚不明确。

▶ 【注意事项】

1. 饮食宜清淡，忌烟、酒及辛辣、鱼腥、油腻食物。

2. 不宜在服药期间同时服用滋补性中药。

3. 禁用人群：对本品过敏者、妊娠期妇女禁用。

4. 慎用人群：过敏体质者慎用。

5. 特殊人群：

(1) 计划怀孕、妊娠期及哺乳期妇女请及时告知医生并咨询选择最佳治疗方案。

(2) 儿童应在医生指导和成人监护下用药，请将此药品放在儿童不能接触的地方。

(3) 老年人具体用药请咨询医生，不可随意自行用药。

(4) 糖尿病、高血压、心脏病、肝病、肾病等慢性病严重者应在医生指导下服用。

思考题

1. 简答清热中成药的含义。

2. 简述牛黄解毒片、黄连上清片(丸)、牛黄上清片的组成、作用功效及适应病症。

3. 简述蒲地蓝消炎片(口服液)、板蓝根颗粒、龙胆泻肝丸的组成、作用功效及适应病症。

第八章

温里中成药

温里中成药是指以温热药材为主组成，具有温里助阳、散寒通络作用，用于治疗里寒证的一类中成药。里寒证表现为形寒肢冷，面色㿠白，口淡不渴，或渴喜热饮，静而少言，小便清长，大便稀溏，舌质淡，苔白润，脉沉迟。里寒证的病因，有素体阳虚，寒从内生者；有外寒直入三阴，深入脏腑者；有因表寒证治疗不当，寒邪乘虚入里者；有因用寒凉药太过，损伤阳气者。现代研究表明，温里中成药具有改善胃肠功能、抗溃疡、强心、抗心律失常、改善血液循环、抗缺氧、增强免疫、抗休克、健胃、祛风等作用。

本章主要学习理中丸、附子理中丸、小建中颗粒、温胃舒颗粒、荜铃胃痛颗粒、良附丸等常用温里中成药。

理 中 丸

理中丸，中成药，OTC 甲类，医保甲类。

【方剂组成】

党参、炙甘草、炮姜、土白术。

【本品性状】

为黄棕色至棕褐色的大蜜丸;味甜而辣。

【方剂来源】

源于东汉张仲景的《伤寒杂病论·伤寒论》。

【方剂解读】

本方病机为中阳不足,脾胃虚寒。方中炮姜大辛大热,归脾胃经,温中散寒、健运脾阳、温暖中焦,为君药。党参甘温入脾,补中益气,培补后天之本,气旺阳复,为臣药。白术甘苦,健脾燥湿,以资化源,为佐药。炙甘草甘温,补脾益气、调和诸药,用之为使药。诸药合用,共奏温中祛寒、补气健脾之功。

【作用功效】

温中祛寒,补气健脾。

【适应病症】

用于脾胃虚寒,自利不渴,呕吐腹痛,不欲饮食,中寒霍乱,阳虚失血,胸痹虚证,病后喜唾,小儿慢惊。

【本方歌诀】

理中参术干姜草,脾胃虚寒呕泻要,腹痛肢冷喜唾沫,阳虚失血胸痹疗。

【用法用量】

口服。一次1丸,每日2次。小儿酌减。

【不良反应】

尚不明确。

【注意事项】

1. 忌海藻、菘菜、桃、李、雀肉。
2. 禁用人群:对本品过敏者,湿热中阻所致胃痛、呕吐、泄泻者禁用。
3. 慎用人群:过敏体质者,妊娠期妇女,阴虚内热、感冒发热者慎用。

 知识拓展

加减化裁

若脐上筑者,肾气动也,去术,加桂四两;吐多者,去术,加生姜三两;下多者,还用术;悸者,加茯苓二两;渴欲得水者,加术,足前成四两半;腹中痛者,加人参,足前成四两半;寒者,加干姜,足前成四两半;腹满者,去术,加附子一枚。

附 子 理 中 丸

附子理中丸,中成药,双跨药,医保甲类。

【方剂组成】

附子(制)、党参、干姜、甘草、炒白术。

【本品性状】

为棕褐色至棕黑色的水蜜丸或棕褐色至黑褐色的大蜜丸;气微,味微甜而辛辣。

【方剂来源】

1. 东汉张仲景的《伤寒杂病论·伤寒论》。

2. 宋代的《太平惠民和剂局方》。

3. 明代张介宾的《景岳全书》。

【方剂解读】

本方病机乃脾胃阳虚寒盛。方中制附子补火助阳、温肾暖脾,为君药。干姜辛热,温运脾阳,功专温脾暖中,祛寒止泻;党参甘温,大补元气,补脾胃,疗中虚,合为臣药。白术苦温,健脾燥湿,合人参复运化而正升降,有佐助之能,为佐药。甘草益气补中,缓急止痛,兼和药性,为使药。全方配伍,共奏温中健脾之功。

【作用功效】

温中健脾。

【适应病症】

本方以畏寒肢冷、脘腹冷痛、呕吐泻利、舌淡苔白滑、脉沉细迟缓为辨证要点。常用于治疗胃溃疡及十二指肠溃疡、消化道出血、慢性肠炎、心力衰竭、痢疾等。

1. 胃痛:中虚有寒,不能运化所致。症见:胃脘冷痛,畏寒肢凉,喜热饮食,舌淡苔白,脉细弦;急、慢性胃炎见上述证候者。

2. 泄泻:脾胃虚弱,寒邪困脾所致。症见:脘腹冷痛,呕吐清水,或大便稀溏,手足不温;急、慢性肠炎、肠功能紊乱见上述证候者。

【本方歌诀】

附子理中制丸吞,参术炮姜炙草群,脾胃阳虚腹冷痛,肢冷便溏尿长清。

【用法用量】

1. 水蜜丸:口服。一次 6 g,每日 2～3 次。

2. 大蜜丸：口服。一次 1 丸,每日 2～3 次。

【不良反应】

口服本品后可能发生心律失常。

【注意事项】

1. 忌生冷、油腻、不易消化食物。

2. 禁用人群：对本品过敏者禁用。

3. 慎用人群：过敏体质者,妊娠期妇女,感冒发热者,急性肠胃炎、泄泻兼有大便不畅、肛门灼热者慎用。

4. 特殊人群：

(1) 计划怀孕、妊娠期及哺乳期妇女请及时告知医生并咨询选择最佳治疗方案。

(2) 儿童应在医生指导和成人监护下用药,请将此药品放在儿童不能接触的地方。

(3) 老年人具体用药请咨询医生,不可随意自行用药。

(4) 糖尿病、高血压、心脏病、肝病、肾病等慢性病严重者应在医生指导下服用。

 知识拓展

加减化裁

虚甚者,重用人参;虚寒并重者,重用干姜、人参;胃逆呕吐较重者,加生姜、半夏、砂仁;寒湿下注见下利较重者,重用白术,加茯苓、薏苡仁。

小建中颗粒

小建中颗粒,中成药,双跨药,医保乙类。

【方剂组成】

桂枝、生姜、大枣、白芍、炙甘草。

【本品性状】

为浅棕色至棕黄色的颗粒;气香,味甜。

【方剂来源】

源于东汉张仲景《伤寒杂病论》中的小建中汤。

【方剂解读】

方中饴糖甘温质润,既可温中补虚、益阴润燥,又可缓急止痛,为君药。桂枝辛甘温热,温助中阳,合饴糖辛甘化阳以建中阳之气;白芍益阴养血,合饴糖酸甘化阴以扶助阴血之虚,协桂枝尤能和营卫而调阴阳。以上二药合为臣药。炙甘草甘温益气,既可助桂枝、饴糖益气温中,又合芍药酸甘化阴而益肝滋脾,缓急止痛,兼能调和诸药;生姜温中散寒,佐桂枝以温中,大枣补益气血,佐白芍以养血;姜、枣相合,尤能鼓舞脾胃生发之气,三药合为佐使。诸药相合,于辛甘化阳之中,又具酸甘化阴之用,共奏温中补虚、缓急止痛之功。

▶ **【作用功效】**

温中补虚,缓急止痛。

▶ **【适应病症】**

用于脾胃虚寒,脘腹疼痛,喜温喜按,嘈杂吞酸,食少,心悸,胃溃疡及十二指肠溃疡。

▶ **【本方歌诀】**

小建中具桂枝汤,倍用白芍君饴糖,虚劳里急腹时痛,阳虚发热悸动康。

▶ **【用法用量】**

口服。一次 1 袋,每日 3 次。

▶ **【不良反应】**

尚不明确。

▶ **【注意事项】**

1. 忌食生冷、油腻、不易消化食物。
2. 不适用于脾胃阴虚,主要表现为口干,舌红少津,大便干。
3. 外感风热表证未清,脾胃湿热或有明显胃肠道出血症状者不宜服用。
4. 不适用于肝肾阴虚,主要表现为口干、急躁易怒、头晕血压高。
5. 按照用法用量服用,小儿、年老体弱者应在医生指导下服用。
6. 对本品过敏者禁用,过敏体质者慎用。

温 胃 舒 颗 粒

温胃舒颗粒,中成药,双跨药,医保乙类。

▶ **【方剂组成】**

党参、附子(制)、黄芪(炙)、肉桂、山药、肉苁蓉(制)、白术(炒)、山楂(炒)、乌梅、砂仁、陈皮、补骨脂。

【本品性状】

为棕黄色至棕色的颗粒;味酸、甜。

【方剂来源】

源于东汉张仲景的《伤寒杂病论》。

【方剂解读】

方中党参补气健脾,附子温中散寒,共为君药。黄芪、白术、山药补气健脾,燥湿利水,升阳止泻;肉桂、肉苁蓉、补骨脂补肾助阳、散寒止痛、温脾止泻,共为臣药。砂仁开胃化湿,乌梅涩肠止泻,山楂消食化积,陈皮健脾理气、调和中焦,共为佐药。诸药合用,共奏温中养胃、行气止痛之功。

【作用功效】

温中养胃,行气止痛。

【适应病症】

用于慢性胃炎,胃脘凉痛,饮食生冷,受寒痛甚。

【本方歌诀】

无。

【用法用量】

开水冲服。一次 1~2 袋,每日 2 次。

【不良反应】

尚不明确。

【注意事项】

1. 忌生冷、油腻、不易消化食物。

2. 禁用人群:对本品过敏者、妊娠期妇女、胃大出血者禁用。

3. 慎用人群:过敏体质者慎用。

4. 特殊人群:

(1)计划怀孕、妊娠期及哺乳期妇女请及时告知医生并咨询选择最佳治疗方案。

(2)儿童应在医生指导和成人监护下用药,请将此药品放在儿童不能接触的地方。

(3)老年人具体用药请咨询医生,不可随意自行用药。

(4)胃脘灼热痛证、重度胃痛、糖尿病患者应在医生指导下服用。

荜铃胃痛颗粒

荜铃胃痛颗粒,中成药,OTC 甲类,医保乙类。

【方剂组成】

荜澄茄、川楝子、醋延胡索、酒大黄、黄连、吴茱萸、醋香附、香橼、佛手、海螵蛸、煅瓦楞子。

【本品性状】

为棕色至棕褐色的颗粒;味苦。

【方剂来源】

出自 2020 年版《中华人民共和国药典》。

【方剂解读】

荜澄茄、吴茱萸具有温中散寒、行气止痛的功效;川楝子具有疏肝泄热、行气止痛、杀虫的功效;延胡索具有活血、行气、止痛的功效;酒大黄具有泻下攻积、清热泻火、凉血解毒、逐瘀通经的功效;黄连具有清热燥湿、泻火解毒的功效;香附、香橼、佛手具有理气的功效;海螵蛸、煅瓦楞子可以制酸。诸药合用,共奏行气活血、和胃止痛之功。

【作用功效】

行气活血,和胃止痛。

【适应病症】

可用于气滞血瘀所致的胃脘痛;慢性胃炎见有上述证候者。

【本方歌诀】

无。

【用法用量】

开水冲服。一次 5 g(1 袋),每日 3 次。

【不良反应】

尚不明确。

【注意事项】

1. 饮食宜清淡,忌食辛辣、生冷、油腻食物。

2. 忌情绪激动及生闷气。

3. 不宜在服药期间同时服用滋补性中药。

4. 禁用人群：对本品过敏者、妊娠期妇女禁用。

3. 慎用人群：过敏体质者慎用。

4. 哺乳期妇女，儿童，老人，糖尿病、高血压、心脏病、肝病、肾病等慢性病严重者应在医生指导下服用。

良 附 丸

良附丸，中成药，OTC甲类，医保乙类。

▶【方剂组成】

高良姜、醋香附。

▶【方剂来源】

源于清代谢元庆的《良方集腋·气瘰门》。

▶【方剂解读】

本方治证为肝郁气滞，胃有寒凝所致。方中高良姜味辛大热，温中暖胃，散寒止痛，为君药。香附辛香走窜，行气止痛、疏肝解郁，为臣药。二药合用，共奏温胃理气之功。

▶【作用功效】

温胃理气。

▶【适应病症】

1. 用于寒凝气滞所致的胃痛，症见：胃脘冷痛，喜按喜温，遇冷痛重，尿清，便溏。

2. 用于暴饮生冷、损伤中阳、胃气上逆所致的呕吐，症见：恶心呕吐，胃凉胀满，口淡纳呆，嗳气吐酸。

▶【本方歌诀】

良附丸用醋香附，良姜酒洗加盐服，米饮姜汁同调下，胃脘胁痛一齐除。

▶【用法用量】

口服。一次3～6 g，每日2次。

▶【不良反应】

尚不明确。

▶【注意事项】

1. 饮食宜清淡，忌酒及辛辣、生冷、油腻食物。

2. 忌愤怒、忧郁,保持心情舒畅。

3. **禁用人群**:对本品过敏者,胃部灼痛、口苦便秘所致胃热者禁用。

4. **慎用人群**:过敏体质者慎用。

5. **特殊人群**:

(1) 儿童、妊娠期及哺乳期妇女、年老体弱者应在医生指导下服用。

(2) 糖尿病、高血压、心脏病、肝病、肾病等慢性病严重者应在医生指导下服用。

思考题

1. 简答温里中成药的含义。

2. 简述理中丸、附子理中丸的组成、作用功效及适应病症。

3. 简述小建中颗粒、良附丸的组成、作用功效及适应病症。

第九章

理气中成药

学习目标

1. 素质目标：领悟尊重生命、传承经典，树立高度的责任心，具备严谨求实的学习态度，促进中医药认知体系的构建，为推进健康中国建设贡献一份力量。

2. 知识目标：掌握理气中成药的含义及常用理气中成药的组成、歌诀、作用功效、适应病症等；熟悉常用理气中成药的用法用量及注意事项等；了解常用理气中成药的来源及解读。

3. 能力目标：具备分辨不同理气中成药的方剂组成、作用功效及适应病症的能力，以便更好地指导临床用药。

　　理气中成药是指以理气药材为主组成，具有行气或降气作用，能疏畅气机，以治疗气滞证或气逆证为主的中成药。气为一身之主，升降出入，运行全身，使五脏六腑、四肢百骸得以正常活动。但劳倦过度、情志失调、饮食失节、寒温不适等，均可使气的升降失常，引起气滞证或气逆证。气滞证主要为气机郁结所致，治宜行气解郁，可选用行气类中成药；气逆证由气的升降失调所致，治宜降气平冲，可选用降气类中成药。

　　本章主要学习沉香舒郁丸、逍遥丸（水丸）、木香顺气丸、开胸顺气丸、柴胡舒肝丸、降气定喘丸等常用理气类中成药。

沉 香 舒 郁 丸

沉香舒郁丸,中成药,OTC 甲类,非医保。

【方剂组成】

木香、沉香、陈皮、厚朴(姜制)、豆蔻、砂仁、枳壳(麸炒)、青皮(醋制)、香附(醋制)、延胡索(酒制)、柴胡、姜黄、甘草。

【本品性状】

为棕褐色的大蜜丸;味甜、微苦。

【方剂来源】

出自《全国中药成药处方集》。

【方剂解读】

方中沉香行气开郁止痛,为君药。柴胡疏肝理气,木香、香附、枳壳、厚朴、陈皮、青皮理气宽胸,共为臣药。砂仁、豆蔻健脾行气止痛,延胡素、姜黄活血行气、共为佐药。甘草调和诸药,为使药。诸药合用,共奏舒气开胃、化郁止痛之功。

【作用功效】

舒气开胃、化郁止痛。

【适应病症】

用于治疗肝胃气滞引起的胃痞,可缓解食积不化、呕吐酸水、食欲减退、胸腹胀满、胃脘疼痛、郁闷不舒等;慢性胃炎、消化不良患者,如果出现以上症状,也可服用沉香舒郁丸。

【本方歌诀】

无。

【用法用量】

口服。一次 1 丸,每日 2 次。

【不良反应】

用药后可能出现口干、大便干结等不适,停药后一般可缓解,停药后若无改善请及时就医。

【注意事项】

1. 忌生冷、油腻、不消化的食物。

2. 服药期间避免情绪激动或者生闷气。

3. 禁用人群：对本品过敏者、久病气虚者、妊娠期妇女禁用。

4. 慎用人群：过敏体质者、脾胃阴虚者慎用。

逍遥丸（水丸）

逍遥丸，中成药，OTC 甲类，医保甲类。

【方剂组成】

柴胡、当归、白芍、炒白术、茯苓、薄荷、炙甘草。

【本品性状】

为黄棕色至棕色的水丸，或为黑棕色的水丸；味甜。

【方剂来源】

源于宋代的《太平惠民和剂局方》。

【方剂解读】

方中柴胡苦平，疏肝解郁，使肝郁得以条达，为君药。白芍酸苦微寒，养血敛阴，柔肝缓急；当归甘辛苦温，养血和血，且其味辛散，乃血中气药；当归、白芍与柴胡同用，补肝体而调肝用，使血和则肝和，血充则肝柔，共为臣药。木郁则土衰，肝病易传脾，故以白术、茯苓、甘草健脾益气，非但实土以御木侮，且使营血生化有源，此三者共为佐药。用法中加薄荷少许，疏散郁遏之气，透达肝经郁热。甘草尚能调和诸药，兼为使药。合而成方，可使肝郁得疏，血虚得养，脾弱得复，气血兼顾，肝脾同调，立法周全，组方严谨，故为调肝养血之名方。

【作用功效】

疏肝健脾，养血调经。

【适应病症】

主要用于治疗肝郁脾虚所致的胁痛、胃脘痛、郁证、月经不调、眩晕等。

1. 胁痛：肝郁不舒、肝克脾土所致，症见：两胁胀痛、口苦咽干、胃脘胀闷、食后加重。

2. 胃脘痛：肝郁气滞、肝胃不和所致，症见：胃脘胀痛连及两胁、嗳气频繁、食后痞满加重以及胃下垂、消化不良、胃炎见上述证候者。

3. 郁证：情志不遂、肝气郁结、肝脾不和所致，症见：情绪低落、闷闷不乐、喜叹息胸闷胁痛、腹胀便溏、心烦不寐。

4. 月经不调：肝气郁结、冲任失调所致，症见：月经周期紊乱、经前烦躁易怒、乳房胀痛、经期腹痛、腹胀便溏。

5. 眩晕：肝郁气滞、肝失疏泄、气机不畅导致的气血失和，脾虚不运、清阳不升所致，症见：头晕目眩，每遇情绪波动则加重，伴心烦、不寐、大便溏。

▶【本方歌诀】

逍遥散用柴胡薄，归芍术苓草姜末。

▶【用法用量】

口服。一次 6～9 g，每日 1～2 次。

▶【不良反应】

尚不明确。

▶【注意事项】

1. 忌食寒凉、生冷、辛辣、油腻食物，宜清淡、易消化饮食。

2. 保持情绪乐观，切忌生气恼怒。

3. 禁用人群：对本品过敏者禁用。

4. 慎用人群：过敏体质者、月经过多者、感冒者慎用。

5. 特殊人群：

(1) 计划怀孕及哺乳期妇女请及时告知医生并咨询选择最佳治疗方案。

(2) 儿童、年老体弱及月经量多者应在医生指导下服用。

(3) 糖尿病、高血压、心脏病、肝病、肾病等慢性病严重者应在医生指导下服用。

木香顺气丸

木香顺气丸，中成药，OTC 甲类，医保乙类。

▶【方剂组成】

木香、砂仁、醋香附、槟榔、甘草、陈皮、厚朴、枳壳(炒)、苍术(炒)、青皮(炒)、生姜。

▶【本品性状】

为棕褐色的水丸；气香，味苦。

▶【方剂来源】

1. 明代王肯堂的《证治准绳》。

2. 明代张介宾的《景岳全书》。

▶ 【方剂解读】

　　方中木香、香附疏肝理气,和胃止痛,共为君药。厚朴、青皮行气燥湿,散结消积;枳壳、槟榔行气导滞宽中,合为臣药。陈皮、砂仁理气化湿和中;苍术燥湿健脾,合为佐药。甘草调和诸药,为使药。全方配伍,共奏行气化湿、健脾和胃之功。

▶ 【作用功效】

　　行气化湿、健脾和胃。

▶ 【适应病症】

　　用于湿浊中阻、脾胃不和所致的胸膈痞闷、脘腹胀痛、呕吐恶心、嗳气纳呆。

▶ 【本方歌诀】

　　木香顺气中焦畅,青橘香朴和胃肠;桂心芎枳砂乌药,化食开郁消腹胀。

▶ 【用法用量】

　　口服。一次 6～9 g,每日 2～3 次。

▶ 【不良反应】

　　尚不明确。

▶ 【注意事项】

　　1. 用药期间不要吃生冷(如西瓜、梨、枇杷、草莓、柚子、橙子、柿子、螃蟹等)、油腻食物。

　　3. 日常出现口干舌燥、手心足心发热等症状的患者,慎用本品。

　　2. 本品对于气机郁滞、肝气犯胃所导致的胃痛走窜效果较好,但是其他原因导致的胃痛不适用,所以用药前要弄清楚病因。

　　3. 禁用人群:对本品过敏者禁用。

　　4. 慎用人群:过敏体质者,口干舌燥、手心足心发热感的阴液亏损者,妊娠期妇女慎用。

　　5. 特殊人群:

　　(1) 计划怀孕、妊娠期及哺乳期妇女请及时告知医生并咨询选择最佳治疗方案。

　　(2) 儿童、年老体弱者应在医生指导下服用。

开胸顺气丸

开胸顺气丸,中成药,处方药,医保乙类。

【方剂组成】

槟榔、炒牵牛子、陈皮、醋三棱、醋莪术、姜厚朴、木香、猪牙皂。

【本品性状】

为浅棕色至棕色的水丸;味微苦、辛。

【方剂来源】

出自 2020 年版《中华人民共和国药典》。

【方剂解读】

方中槟榔辛苦而温,具有消积杀虫、行气利水作用;厚朴苦辛温,下气除满、燥湿消痰,二者共为君药,消积化滞,行气止痛,和中止呕。牵牛子苦寒泻下消积,通水导滞;木香辛温理气止痛,和中止呕;三棱、莪术行气化滞,消积止痛,四者共为臣药,以加强君药理气消积、行气止痛之力。猪牙皂祛痰顺气,陈皮健脾理气、调中止呕,共为佐药。诸药合用,共奏消积化滞、行气止痛之功。

【作用功效】

消积化滞,行气止痛。

【适应病症】

用于气郁食滞所致的胸胁胀满、胃脘疼痛、嗳气呕恶、食少纳呆等症状。在临床上,本品也用于治疗急性胃肠炎、消化不良、细菌性痢疾等由饮食不洁引起的疾病。

【本方歌诀】

无。

【用法用量】

口服。一次 3～9 g,每日 1～2 次。

【不良反应】

部分患者服药后出现轻微腹泻,一般较少且轻微。还有些患者出现皮肤红肿、奇痒、皮疹等症状,可能是过敏引起的,如果出现,要及时咨询医生。

【注意事项】

1. 用药期间忌生冷、油腻、难消化食物。

2. 禁用人群：对本品过敏者、妊娠期妇女禁用。

3. 慎用人群：过敏体质者、脾胃虚弱者慎用。

4. 特殊人群：

(1) 计划怀孕、妊娠期及哺乳期妇女请及时告知医生并咨询选择最佳治疗方案。

(2) 儿童应在医生指导和成人监护下用药，请将此药品放在儿童不能接触的地方。

(3) 本品属于泻药，不建议年老体弱者服用，以免出现腹泻，加重全身各器官的负担。

柴胡舒肝丸

柴胡舒肝丸，中成药，双跨药，医保乙类。

【方剂组成】

柴胡、青皮(炒)、陈皮、防风、木香、麸炒枳壳、乌药、醋香附、姜半夏、茯苓、桔梗、姜厚朴、紫苏梗、豆蔻、甘草、炒山楂、当归、黄芩、薄荷、炒槟榔、六神曲(炒)、酒大黄、酒白芍、醋三棱、醋莪术。

【本品性状】

为黑褐色的小蜜丸大蜜丸；味甜而苦。

【方剂来源】

1. 明代张介宾的《景岳全书》。

2. 明代叶文龄的《医学统旨》。

【方剂解读】

方中柴胡、青皮、陈皮、防风、香附、枳壳、木香、乌药合用，以疏肝理气、消胀止痛。半夏、茯苓、桔梗、厚朴、紫苏梗、豆蔻、甘草合用，以健脾调中、行气消胀。山楂、槟榔、六神曲、大黄合用，以消食导滞、化积消胀。白芍、当归养血活血，以柔肝体。三棱、莪术行气化瘀，消食化滞。黄芩、薄荷以清解郁热。气郁日久则化热，故以黄芩苦寒清热、薄荷辛凉解郁以解之。诸药合用，共奏疏肝理气、消胀止痛之功。

【作用功效】

疏肝理气，消胀止痛。

【适应病症】

本品具有疏肝理气、消胀止痛的作用。用于缓解肝气不舒、胸胁痞闷、食滞不清、呕吐酸水等症状。

1. 痞满：多为肝郁气滞，伤及脾胃，升降失常，痞塞于中所致。症见：胸胁痞闷，满而不痛，善太息，嗳气，苔薄白，脉弦缓；慢性肝炎，急、慢性胃炎，胃溃疡及十二指肠溃疡上述证候者。

2. 吞酸：多为肝气犯胃，脾失健运所致。症见：呕吐酸水，倒饱嘈杂，食滞不消，饮食减少，每因情绪因素而加重，苔微腻，脉沉弦缓；急、慢性胃炎，胃溃疡及十二指肠溃疡见上述证候者。

3. 胁痛：多为肝郁气滞，阻于胁络所致。症见：胁肋胀满，疼痛每因情志而增减，胸闷气短，善太息，嗳气频作，苔薄白，脉沉弦；慢性肝炎、慢性胆囊炎见上述证候者。

▶ 【本方歌诀】

柴胡疏肝芍川芎，枳壳陈皮草香附，疏肝行气兼活血，胁肋疼痛立影消。

▶ 【用法用量】

口服。一次 1 丸，每日 2 次，温开水送下。

▶ 【不良反应】

尚不明确。

▶ 【注意事项】

1. 用药期间忌生冷、油腻、难消化食物。

2. 本品含有行气、破血之品，有碍胎气，妊娠期妇女慎用。

3. 服药期间饮食宜用清淡易消化之品，忌食辛辣油腻，以免助湿伤脾，有碍气机。

4. 本方所针对的病证每因情志和（或）劳累而发作或加重，故服药期间切忌郁闷、恼怒，应保持心情舒畅。

降 气 定 喘 丸

降气定喘丸，中成药，处方药，非医保。

▶ 【方剂组成】

麻黄、葶苈子、紫苏子、桑白皮、白芥子、陈皮。

▶ 【本品性状】

为黑色的包衣浓缩水丸，除去包衣后呈棕色或棕褐色；味苦。

▶ 【方剂来源】

源于明代张时彻《摄生众妙方》中的降气定喘汤。

▶ 【方剂解读】

方中麻黄辛温宣散,善散寒宣肺平喘,故为君药。葶苈子辛寒苦降,善泻肺消痰平喘;桑白皮甘寒性降,善清泻肺热、平定咳喘;紫苏子辛温性降,善降气消痰、止咳平喘。三药合用,既助君药降气定喘,又祛痰止咳,故为臣药。白芥子辛散温通,善温肺化痰、利气散结;陈皮辛散苦燥而温,善燥湿理气化痰,二者合用,可助臣药祛痰利气,故为佐药。全方配伍,温清并施,共奏降气平喘、除痰止咳之功。

▶ 【作用功效】

降气平喘,除痰止咳。

▶ 【适应病症】

用于慢性支气管炎、支气管哮喘、咳嗽气促等症。

▶ 【本方歌诀】

降气定喘麻黄君,葶苈紫苏桑白臣,陈皮白芥共为佐,痰浊阻肺咳痰消。

▶ 【用法用量】

口服。一次 7 g,每日 2 次。

▶ 【不良反应】

尚不明确。

▶ 【注意事项】

尚不明确。

🔖 思考题

1. 简答理气中成药的含义。
2. 简述逍遥丸、柴胡舒肝丸的组成、作用功效及适应病症。

第十章

理血中成药

理血中成药是指以活血化瘀药材或止血药材为主组成，具有活血化瘀或止血作用，用以治疗血瘀证或出血病证的一类中成药，可分为活血化瘀类和止血类两类。现代研究表明，活血化瘀中成药有扩张外周血管、增加器官血流量、抗血栓形成、改善微循环等作用；止血中成药有使局部血管收缩、缩短凝血时间等作用。理血中成药常见的剂型有口服液、片剂、胶囊剂、丸剂等。

本类中成药使用时首先应分清标本缓急，做到急则治其标，缓则治其本，或标本兼治。其次应做到化瘀不忘扶正，以免逐瘀过猛，有伤元气；止血不忘化瘀，避免止血留瘀之弊。活血化瘀类中成药妊娠期妇女忌用或慎用，妇女月经过多亦不宜应用。

本章主要学习当归补血口服液、四物合剂、速效救心丸、麝香保心丸、舒心口服液、心通口服液、血府逐瘀口服液、冠心苏合丸、地奥心血康胶囊、大黄䗪虫丸、华佗再造丸、绞股蓝总苷片、桂枝茯苓丸、元胡止痛片、三七伤药片、云南白药胶囊、十灰丸、槐角丸等常用理血类中成药。

当归补血口服液

当归补血口服液,中成药,OTC 甲类,医保乙类。

▶ 【方剂组成】

当归、黄芪。

▶ 【本品性状】

为棕黄色至黄棕色的液体;气香,味甜、微辛。

▶ 【方剂来源】

源于金元时期李杲的《内外伤辨惑论》。

▶ 【方剂解读】

方中当归性味甘、辛、温,归肝、心、脾经,补血活血,调经止痛,润肠通便。黄芪性味甘,微温,归肺、脾经,补气升阳,固表止汗,利水消肿,生津养血,行滞通痹,托毒排脓,敛疮生肌,二药合用,共奏补气养血之功。

▶ 【作用功效】

补气养血。

▶ 【适应病症】

用于气血两虚证。可治疗肌肉、关节疼痛及神经痛、慢性气管炎、慢性盆腔炎、月经病、原发性高血压、带状疱疹等。

▶ 【本方歌诀】

气血两虚面无色,头晕目眩爪不华,当归补血配黄芪,养气补血温通脉。

▶ 【用法用量】

口服。一次 10 mL,每日 2 次。

▶ 【不良反应】

尚不明确。

▶ 【注意事项】

1. 忌油腻食物,宜饭前服用。

2. 禁用人群:对本品过敏者禁用。

3. 慎用人群:高血压者、过敏体质者慎用。

4. 特殊人群:

（1）按照用法用量服用，小儿及妊娠期妇女应在医生指导下服用。

（2）请将此药品放在儿童不能接触的地方，儿童应在医生指导和成人监护下用药。

（3）月经提前量多，色深红或经前、经期腹痛拒按，乳房胀痛者不宜服用。

四 物 合 剂

四物合剂，中成药，OTC 甲类，非医保。

▶ 【方剂组成】

当归、川芎、白芍、熟地黄。

▶ 【本品性状】

为棕红色至棕褐色的液体；气芳香，味微苦、微甜。

▶ 【方剂来源】

源于宋代的《太平惠民和剂局方》。

▶ 【方剂解读】

方中熟地黄甘温，入肝肾两经，滋阴养血，为君药。当归辛甘温，入心肝脾经，补血养肝，和血调经，为臣药。白芍补血敛阴，为佐药。川芎活血行滞，为使药。熟地黄、白芍为血中之血药，当归、川芎血中之气药，四者配伍，补血而不滞血，行血而不破血，使营血恢复而周流无阻。本方动静结合，补中有通，构成治血要剂。

▶ 【作用功效】

补血调经。

▶ 【适应病症】

用于血虚所致的面色萎黄、头晕眼花、心悸气短及月经不调。近年来临床研究证明，还可用于治疗高血压、老年顽固性便秘、失眠、卵巢早衰、血虚寒痹型头痛等。

▶ 【本方歌诀】

四物归地芍川芎，营血虚滞此方宗，妇女经病凭加减，临证之时可变通。

▶ 【用法用量】

口服。一次 10～15 mL，每日 3 次。

▶ 【不良反应】

尚不明确。

【注意事项】

1. 经期忌食生冷饮食,不宜和感冒药同时服用。
2. 有内科疾病或正在接受其他治疗者,均应在医生指导下服用。
3. 一般服药一个月经周期,其症状无改善,应去医院就诊。
4. 按照用法用量服用,服药过程中出现不良反应应停药,并向医生咨询。
5. 请将此药品放在儿童不能接触的地方。

速效救心丸

速效救心丸,中成药,处方药,医保甲类。

【方剂组成】

川芎、冰片。

【本品性状】

为棕黄色的滴丸;气凉,味微苦。

【方剂来源】

源于明代缪希雍的《本草经疏》。

【方剂解读】

方中川芎行气开郁,祛风燥湿,活血止痛。冰片通诸窍,散郁火,去翳明目,消肿止痛,清热散毒,散火解毒。二药合用,共奏活血祛瘀之功。

【作用功效】

行气活血,祛瘀止痛,增加冠脉血流量,缓解心绞痛。

【适应病症】

用于气滞血瘀型冠心病、心绞痛。

【本方歌诀】

无。

【用法用量】

含服。一次 4～6 丸,每日 3 次;急性发作时,一次 10～15 丸。

【不良反应】

恶心、呕吐、口干、头痛、头晕、皮疹、瘙痒、潮红、乏力、过敏及过敏样反应等。

【注意事项】

1. 妊娠期妇女禁用。

2. 对本品及所含成分过敏者禁用。

麝香保心丸

麝香保心丸,中成药,处方药,医保甲类。

【方剂组成】

人工麝香、人参提取物、人工牛黄、肉桂、苏合香、蟾酥、冰片。

【本品性状】

为黑褐色有光泽的水丸,破碎后断面为棕黄色;味苦、辛凉,有麻舌感。

【方剂来源】

源于宋代《太平惠民和剂局方》中的苏合香丸。

【方剂解读】

方中人工麝香活血化瘀,开窍止痛,为君药。人参益气行滞,肉桂温阳通脉,蟾酥开窍止痛,苏合香芳香温通,共为臣药。人工牛黄开窍醒神,冰片开窍止痛,共为佐药。诸药合用,共奏芳香温通、开窍止痛、益气强心之功。

【作用功效】

芳香温通,开窍止痛,益气强心。

【适应病症】

用于气滞血瘀所致的胸痹,症见:心前区疼痛、固定不移;心肌缺血所致的心绞痛、心肌梗死见上述证候者。

【本方歌诀】

无。

【用法用量】

口服。一次1～2丸,每日3次;或症状发作时服用。

【不良反应】

本品舌下含服者偶有麻舌感。

【注意事项】

1. 服用本品时忌烟、酒及辛辣、油腻食物。服药期间要保持情绪乐观,切忌生气恼怒。

2. 对本品的活性成分及其辅料过敏者、妊娠期妇女禁用。

3. 过敏体质者、运动员慎用。

4. 目前尚无哺乳期妇女、老人、儿童、肝肾损伤等特殊人群用药注意事项,使用本品前请咨询医生。

舒 心 口 服 液

舒心口服液,中成药,处方药,医保乙类。

【方剂组成】

党参、黄芪、红花、当归、川芎、三棱、蒲黄。

【本品性状】

为棕红色的澄清液体;气微香,味甜、微苦、涩。

【方剂来源】

出自 2020 年版《中华人民共和国药典》。

【方剂解读】

方中党参、黄芪益气强心,复脉固脱,气行则血行,气旺则血自生,共为君药。红花活血化瘀,当归活血养血,共为臣药。川芎行气活血,化瘀止痛;三棱行气破血;蒲黄化瘀止痛,共为佐药。诸药合用,共奏补益心气、活血化瘀之功。

【作用功效】

补益心气,活血化瘀。

【适应病症】

本品用于心气不足、瘀血内阻所致的胸痹,症见:胸闷憋气、心前区刺痛、气短乏力;冠心病、心绞痛见有上述证候者。

【本方歌诀】

无。

【用法用量】

口服。一次 20 mL,每日 2 次。

► 【不良反应】

尚不明确。

► 【注意事项】

1. 本品补气活血,用治气虚血瘀之胸痹,凡阴虚血瘀、痰瘀互阻、胸痹心痛者均不宜单独使用。

2. 妊娠期及月经期妇女慎用。

3. 饮食宜清淡、低盐、低脂。食勿过饱。忌食生冷、辛辣、肥甘油腻之品,忌烟、酒、浓茶。

4. 保持心情舒畅。忌过度思虑,避免恼怒、抑郁等不良情绪。

5. 在治疗期间,心绞痛持续发作,宜加用硝酸甘油类药。若出现剧烈心绞痛、心肌梗死,或见有气促、汗出、面色苍白,应及时急诊救治。

心 通 口 服 液

心通口服液,中成药,处方药,医保乙类。

► 【方剂组成】

黄芪、党参、麦冬、何首乌、淫羊藿、葛根、当归、丹参、皂角刺、海藻、昆布、牡蛎、枳实。

► 【本品性状】

为棕红色的澄清液体;味甜,微苦。

► 【方剂来源】

出自 2020 年版《中华人民共和国药典》。

► 【方剂解读】

方中黄芪、党参益气强心,复脉固脱,气行则血行,气旺则血自生,共为君药。麦冬养阴清心;何首乌滋阴养肝肾,益精血,泻热通便;当归、丹参益阴,活血养血,化瘀通脉,共为臣药。淫羊藿祛风湿,补肾阳,意在阳中求阴;葛根解肌宣痹,解痉止痛,除烦;皂角刺消肿解毒;海藻、昆布清热消痰,软坚散结,共为佐药。枳实行气消积,化痰散痞;牡蛎重镇安神,潜阳补阴,软坚散结。诸药合用,共奏益气养阴、活血化瘀、化痰通络之功。

► 【作用功效】

益气养阴,活血化瘀,化痰通络。

【适应病症】

用于气阴两虚、痰瘀痹阻所致的胸痹,症见:心痛、胸闷、气短、呕恶、纳呆;冠心病心绞痛见上述证候者。

【本方歌诀】

无。

【用法用量】

口服。一次 10～20 mL,每日 2～3 次。

【不良反应】

如有服后泛酸者,可于饭后服用。

【注意事项】

妊娠期妇女禁用。

血府逐瘀口服液

血府逐瘀口服液,中成药,处方药,医保乙类。

【方剂组成】

桃仁、红花、当归、川芎、地黄、赤芍、牛膝、柴胡、麸炒枳壳、桔梗、甘草。

【本品性状】

为棕红色的液体;味甜、苦、微辛辣。

【方剂来源】

源于清代土清任的《医林改错》。

【方剂解读】

方中川芎、桃仁、红花为君药,可止痛润燥、活血祛痰。赤芍、牛膝、当归为臣药,可活血化瘀,行气止痛。桔梗、枳壳、柴胡、生地黄为佐药,可抑制肌瘤生长,增强子宫收缩力,发挥抗炎、抗肿瘤效用。甘草为使药,可调和诸药,全方共奏活血化瘀、行气止痛之功。

【作用功效】

活血化瘀,行气止痛。

【适应病症】

用于瘀血内阻,头痛或胸痛,内热烦闷,失眠多梦,心悸怔忡,急躁易怒。

▶【本方歌诀】

血府逐瘀四物牛,桃红枳柴桔甘凑,胸中血瘀气滞证,目唇舌黯脉涩优。

▶【用法用量】

口服。一次 20 mL,每日 3 次。

▶【不良反应】

尚不明确。

▶【注意事项】

1. 气虚血瘀者慎用。

2. 妊娠期妇女禁用。

冠心苏合丸

冠心苏合丸,中成药,处方药,医保甲类。

▶【方剂组成】

檀香、乳香(制)、冰片、苏合香、土木香。

▶【本品性状】

为深棕色至棕褐色的大蜜丸;气芳香,味苦、凉。

▶【方剂来源】

源于东汉张仲景的《伤寒杂病论》。

▶【方剂解读】

方中苏合香辛温走窜,开窍止痛;冰片芳香开窍、开郁止痛,共为君药。乳香、檀香辛温行散,温经活血,行气宽胸,通痹止痛,共为臣药。土木香健脾和胃,调气解郁,散寒止痛,为佐药。诸药合用,共奏芳香开窍、理气止痛之功。

▶【作用功效】

芳香开窍,理气止痛。

▶【适应病症】

用于冠状动脉病变引起的心绞痛、心肌梗死、胸闷等症。

▶【本方歌诀】

冠心苏合制乳香,冰片檀香青木香,碾细作散炼蜜丸,理气宽胸止痛良。

【用法用量】

嚼碎服。一次 1 丸,每日 1~3 次;或遵医嘱。

【不良反应】

尚不明确。

【注意事项】

1. 忌食生冷、辛辣、油腻食物,忌烟、酒、浓茶。

2. 禁用人群:妊娠期妇女、阴虚火旺者、对本品及所含成分过敏者禁用。

3. 慎用人群:哺乳期妇女;有出血倾向、行经期妇女或使用抗凝、抗血小板治疗的患者;脾胃虚弱者,胃炎、食管炎、消化道溃疡及肾脏疾病者;阴虚血瘀所致胸痹者;过敏体质者慎用。

地奥心血康胶囊

地奥心血康胶囊,中成药,处方药,医保甲类。

【方剂组成】

地奥心血康。

【本品性状】

为硬胶囊,内容物为浅黄色或棕黄色的颗粒和粉末;味苦。

【方剂来源】

出自 2020 年版《中华人民共和国药典》。

【方剂解读】

本方具有减慢心率、降低血压、减少心肌负荷和心肌耗氧量的作用,还能增加冠脉血流量及心肌营养血流量,改善末梢循环的作用,对心肌缺血有明显的保护作用,能缩小心肌梗死范围,减轻心肌损伤程度。

【作用功效】

活血化瘀,行气止痛,扩张冠脉血管,改善心肌缺血。

【适应病症】

用于预防和治疗冠心病、心绞痛以及瘀血内阻之胸痹、眩晕、气短、心悸、胸闷或痛症。临床研究表明,本品在对抗心肌缺血、改善心脏和血管功能、改善微循环、降低血小板聚集率、调节血脂水平等方面有很好的疗效。

【本方歌诀】

无。

【用法用量】

口服。一次 1～2 粒,每日 3 次。

【不良反应】

偶有头晕、头痛,可自行缓解;极少数病例空腹服用有胃肠道不适。

【注意事项】

尚不明确。

大黄䗪虫丸

大黄䗪虫丸,中成药,处方药,医保乙类。

【方剂组成】

熟大黄、䗪虫、水蛭、虻虫、蛴螬(炒)、干漆、桃仁、苦杏仁、黄芩、地黄、白芍、甘草。

【本品性状】

为黑色的水蜜丸;气浓,味甘、微苦。

【方剂来源】

源于东汉张仲景的《伤寒杂病论·金匮要略》。

【方剂解读】

方中熟大黄、桃仁、干漆可活血祛瘀,攻热下血,以通血闭;䗪虫、虻虫、水蛭、蛴螬破血逐瘀,化瘀去积,散癥通经,以化瘀血。虫类药与草本药的双重作用,发挥祛瘀活血、通经络、行营卫的协同功效。地黄、白芍、甘草等滋养血脉,缓急止痛。诸药合用,正如《金匮心典》中所说:"润以濡其干,虫以动其瘀,通以去其闭。"临床实践表明,该方对于瘀血停滞、积聚坚块、症积不孕、阴虚有热或虚中挟实等症均有显著疗效。

【作用功效】

活血破瘀,通经消癥瘕。

【适应病症】

可用于瘀血内阻所致的癥瘕、闭经,症见:腹部肿块、肌肤甲错、面色黧黑、潮热羸瘦、经闭不行。

【本方歌诀】

大黄䗪虫芩芍桃,地黄杏黄漆蛴螬,虻虫水蛭和丸服,祛瘀生新功独超。

【用法用量】

口服。一次 1～2 丸,每日 1～2 次。

【不良反应】

尚不明确。

【注意事项】

1. 不宜与补益类中成药同时服用。
2. 禁用人群:妊娠期妇女、皮肤过敏者禁用。
3. 哺乳期妇女不宜使用。

 知识拓展

【研究】本方能防止肠粘连,对实验性肝损伤有保护作用。还能降低高脂血症患者的血清三酰甘油、总胆固醇,同时能使全血比黏度、全血还原黏度和纤维蛋白原水平下降。此药对防止动脉粥样硬化、对缺血性心血管疾病的防治具有一定意义。

华佗再造丸

华佗再造丸,中成药,处方药,医保甲类。

【方剂组成】

川芎、吴茱萸、马钱子粉、冰片。

【本品性状】

为黑色的浓缩水蜜丸;气香,味苦。

【方剂来源】

源于东汉华佗的《华氏中藏经》。

【方剂解读】

方中川芎为君药,具有活血化瘀,理气通络之效;臣药为马钱子粉、冰片和吴茱萸,这三者具有散结消肿、开窍醒神、通络止痛的功效。

【作用功效】

活血化瘀,化痰通络,行气止痛。

▶ 【适应病症】

用于痰瘀阻络之中风恢复期和后遗症,症见:半身不遂、拘挛麻木、口眼歪斜、言语不清。临床新用于治疗冠心病、血栓闭塞性脉管炎、特发性三叉神经痛、精液不液化症等。

▶ 【本方歌诀】

无。

▶ 【用法用量】

口服。一次 4～8 g,每日 2～3 次;重症一次 8～16 g;或遵医嘱。

▶ 【不良反应】

尚不明确。

▶ 【注意事项】

1. 妊娠期妇女忌服。

2. 服药期间如有燥热感,可用白菊花蜜糖水送服,或减半服用,必要时暂停服用12 日。

绞股蓝总苷片

绞股蓝总苷片,中成药,OTC 甲类,医保乙类。

▶ 【方剂组成】

绞股蓝总苷。

▶ 【本品性状】

为糖衣片,除去糖衣后显淡黄色;味苦。

▶ 【方剂来源】

出自 2020 年版《中华人民共和国药典》。

▶ 【方剂解读】

现代药理研究结果显示,绞股蓝总苷具有调血脂、抗动脉粥样硬化、抗氧化、免疫调节等作用。

▶ 【作用功效】

养心健脾,益气和血,除痰化瘀,降血脂。

▶ 【适应病症】

用于高脂血症,症见：心悸气短、胸闷肢麻、眩晕头痛、健忘耳鸣、自汗乏力或脘腹胀满等心脾气虚、痰阻血瘀者。

▶ 【本方歌诀】

无。

▶ 【用法用量】

口服。一次 2～3 片,每日 3 次;或遵医嘱。

▶ 【不良反应】

尚不明确。

▶ 【注意事项】

1. 禁用人群：对本品过敏者禁用。

2. 慎用人群：妊娠期妇女、过敏体质者慎用。

3. 特殊人群：

(1) 计划怀孕、妊娠期及哺乳期妇女请及时告知医生并咨询选择最佳治疗方案。

(2) 儿童应在医生指导和成人监护下用药,请将此药品放在儿童不能接触的地方。

(3) 伴有其他严重的慢性病,或在治疗期间又患有其他疾病,应去医院就诊,在医生指导下服药。

桂 枝 茯 苓 丸

桂枝茯苓丸,中成药,处方药,医保甲类。

▶ 【方剂组成】

桂枝、茯苓、牡丹皮、赤芍、桃仁。

▶ 【本品性状】

为棕褐色的大蜜丸;味甜。

▶ 【方剂来源】

源于东汉张仲景的《伤寒杂病论·金匮要略》。

▶ 【方剂解读】

方中桂枝味辛甘,性温,温通经脉,行滞化瘀,为君药。桃仁味苦,善泄血滞,破恶血,消癥瘕；牡丹皮味微苦、性微寒，能散血行瘀，凉血清热；赤芍味苦酸、性微寒，活血养血，化瘀而不伤正，共为臣药。茯苓健脾渗湿，以资化源，为佐药。诸药合用，共奏活血、化瘀、消癥之功。

▶ 【作用功效】

活血、化瘀、消癥。

▶ 【适应病症】

用于妇女宿有癥块或血瘀经闭，行经腹痛，产后恶露不尽。现代应用于治疗子宫内膜炎、子宫附件炎、月经不调、痛经、流产后阴道出血、子宫肌瘤、宫外孕、卵巢肿瘤、不孕症。

▶ 【本方歌诀】

桂枝茯苓同牡丹，桃仁赤芍等份煎，瘀阻胞宫腹刺痛，缓消癥块炼蜜丸。

▶ 【用法用量】

口服。一次 1 丸，每日 1～2 次。

▶ 【不良反应】

偶见药后胃脘不适、隐痛，停药后可自行消失。

▶ 【注意事项】

1. 忌生冷、辛辣、油腻食物。

2. 禁用人群：对本品过敏者、妊娠期妇女禁用。

3. 慎用人群：过敏体质者、妊娠后漏下不止者、体弱者、阴道出血量多者慎用；逢月经期停服。

元 胡 止 痛 片

元胡止痛片，中成药，OTC 甲类，医保甲类。

▶ 【方剂组成】

醋延胡索、白芷。

▶ 【本品性状】

为糖衣片或薄膜片，除去包衣后，显棕黄色至棕褐色；气香，味苦。

▶ 【方剂来源】

出自 2020 年版《中华人民共和国药典》。

▶ 【方剂解读】

方中延胡索辛散温通,既善于活血祛瘀,又能行气止痛,为君药。白芷辛散温通,长于祛风散寒、燥湿止痛,为臣药,助延胡索活血行气止痛。全方合用,共奏理气、活血、止痛之功。

▶ 【作用功效】

理气,活血,止痛。

▶ 【适应病症】

用于气滞血瘀所致的胃痛、胁痛、头痛及痛经。

▶ 【本方歌诀】

无。

▶ 【用法用量】

口服。一次 4～6 片,每日 3 次;或遵医嘱。

▶ 【不良反应】

尚不明确。

▶ 【注意事项】

1. 饮食宜清淡,忌酒及辛辣、生冷、油腻食物。

2. 忌愤怒、忧郁,保持心情舒畅。

3. 糖尿病、高血压、心脏病、肝病、肾病等慢性病严重者应在医生指导下服用。

4. 儿童、妊娠期哺乳期妇女、年老体弱者应在医生指导下服用。

三 七 伤 药 片

三七伤药片,中成药,处方药,医保甲类。

▶ 【方剂组成】

三七、制草乌、雪上一枝蒿、骨碎补、红花、接骨木、赤芍、冰片。

▶ 【本品性状】

为糖衣片或薄膜衣片,除去包衣后显棕褐色;味微苦。

▶ 【方剂来源】

出自 2020 年版《中华人民共和国药典》。

► **【方剂解读】**

方中三七为君药,活血散瘀,消肿止痛。草乌、雪上一枝蒿逐寒止痛;赤芍、红花、接骨木活血化瘀,续筋接骨;骨碎补补肝肾,强筋骨;冰片芳香走窜,消肿止痛。诸药配伍,共奏舒筋活血、散瘀止痛之功。

► **【作用功效】**

舒筋活血,散瘀止痛。

► **【适应病症】**

用于跌打损伤,风湿瘀阻,关节痹痛;急慢性扭挫伤,神经痛见上述证候者。

► **【本方歌诀】**

无。

► **【用法用量】**

口服。一次 3 片,每日 3 次;或遵医嘱。

► **【不良反应】**

尚不明确。

► **【注意事项】**

1. 忌生冷、辛辣、油腻食物,宜清淡饮食。
2. 禁用人群:对本品过敏者、妊娠期妇女禁用。
3. 慎用人群:心血管疾病者、过敏体质者慎用。
4. 本品含草乌、雪上一枝蒿,不宜过量服、久服。

云南白药胶囊

云南白药胶囊,中成药,处方药,医保甲类。

► **【方剂组成】**

保密方。

► **【本品性状】**

为硬胶囊,内容物为灰黄色至浅棕黄色的粉末;具特异香气,味略感清凉,并有麻舌感。保险子为红色的球形或类球形水丸,剖面呈棕色或棕褐色,气微,味微苦。

► **【方剂来源】**

是云南著名的中成药,由云南民间医生曲焕章于清光绪二十八年(1902 年)研制成功,原名"曲焕章百宝丹"。自问世以来,云南白药以其独特、神奇的功效被誉为"中华瑰宝""伤科圣药",也由此成名于世、蜚声海外。

▶【方剂解读】

略。

▶【作用功效】

化瘀止血,活血止痛,解毒消肿。

▶【适应病症】

用于跌打损伤,瘀血肿痛,吐血、咯血、便血、痔血,崩漏下血,手术出血,疮疡肿毒及软组织挫伤,闭合性骨折,支气管扩张及肺结核咯血,溃疡病出血以及皮肤感染性疾病。

▶【本方歌诀】

无。

▶【用法用量】

刀、枪、跌打诸伤,无论轻重,出血者用温水送服;瘀血肿痛与未流血者用酒送服;妇科各症,用酒送服;但月经过多、血崩,用温水送服。毒疮初起,服 1 粒,另取药粉,用酒调匀,敷患处,如已化脓,只需内服。其他内出血各症均可内服。

口服。一次 1～2 粒,每日 4 次(2～5 岁按 1/4 剂量服用;6～12 岁按 1/2 剂量服用)。

凡遇较重的跌打损伤可先服保险子 1 粒,轻伤及其他病证不必服。

▶【不良反应】

极少数患者服药后导致过敏性药疹,出现胸闷、心慌、腹痛、恶心呕吐、全身奇痒,躯干及四肢等部位出现荨麻疹。

▶【注意事项】

1. 妊娠期妇女禁用。
2. 过敏体质者、运动员慎用。
3. 服药 1 日内,忌食蚕豆、鱼类及酸冷食物。
4. 外用前务必清洁创面。
5. 临床上确需使用大剂量给药,须在医生的安全监控下应用。
6. 用药后若出现过敏反应,应立即停药,视症状轻重给予抗过敏治疗,若外用可先清除药物。
7. 保险子放置在泡罩的中间处。
8. 本品所含草乌(制)为炮制后的乌头属类药材,通过独特的炮制、生产工艺,其毒性成分可基本消除,在安全范围内。

十 灰 丸

十灰丸,中成药,处方药,医保乙类。

▶ 【方剂组成】

大蓟(炒炭)、小蓟(炒炭)、茜草(炒炭)、栀子(炒炭)、牡丹皮(炒炭)、棕榈(煅炭)、侧柏叶(炒炭)、白茅根(炒炭)、大黄(炒炭)、荷叶(煅炭)、白及。

▶ 【本品性状】

为黑色的水丸;气微,味淡。

▶ 【方剂来源】

源于宋代严用和的《济生方》。

▶ 【方剂解读】

方中大蓟、小蓟性味甘凉,长于凉血止血,且能祛瘀,为君药。荷叶、侧柏叶、白茅根、茜根皆能凉血止血;棕榈皮收涩止血,与君药相配,既能增强澄本清源之力,又有塞流止血之功,皆为臣药。血之所以上溢,是由于气盛火旺,故用栀子、大黄清热泻火,挫其鸱张之势,可使邪热从大小便而去,使气火降而助血止,为佐药;重用凉降涩止之品,恐致留瘀,故以丹皮配大黄凉血祛瘀,使止血而不留瘀,亦为佐药。用法中用藕汁和萝卜汁磨京墨调服,藕汁能清热凉血散瘀,萝卜汁降气清热以助止血,京墨有收涩止血之功,皆属佐药之用。诸药炒炭存性,亦可加强收敛止血之力。全方集凉血、止血、清降、祛瘀诸法于一方,但以凉血止血为主,使血热清,气火降,则出血自止。是寓止血于清热泻火之中,寄祛瘀于凉血止血之内。

▶ 【作用功效】

凉血止血。

▶ 【适应病症】

用于吐血、衄血、血崩及一切出血不止诸症属热证者。

▶ 【本方歌诀】

十灰丸十般灰,茅根荷侧丹棕榈,二蓟栀黄茜草齐,上部出血势杉摧。

▶ 【用法用量】

口服。一次 3～9 g,每日 1～2 次;或遵医嘱。

【不良反应】

尚不明确。

【注意事项】

1. 本品为治标之品,不宜久服。
2. 出血属虚寒者忌用。

槐 角 丸

槐角丸,中成药,OTC乙类,医保甲类。

【方剂组成】

槐角(清炒)、地榆炭、当归、防风、黄芩、麸炒枳壳。

【本品性状】

为黑褐色至黑色的水蜜丸、小蜜丸或大蜜丸;味苦、涩。

【方剂来源】

源于宋代的《太平惠民和剂局方》。

【方剂解读】

方中槐角味苦、性微寒,专清大肠湿热,凉血止血,切中病机,为君药。地榆炭凉血止血,防风疏风止血,共为臣药。黄芩清热燥湿,当归养血活血,枳壳下气宽肠,共为佐药。诸药合用,既能凉血止血,又能清肠疏风,风热湿毒既清,便血自止,共奏清肠疏风、凉血止血之功。

【作用功效】

清肠疏风,凉血止血。

【适应病症】

用于血热所致的肠风便血、痔疮肿痛。

【本方歌诀】

槐角丸中配地榆,归芩防枳六药齐,疏风清热能止血,脱肛痔血此方医。

【用法用量】

口服。水蜜丸一次6g,小蜜丸一次9g,大蜜丸一次1丸,每日2次。

▶ **【不良反应】**

尚不明确。

▶ **【注意事项】**

1. 儿童、老人、妊娠期及哺乳期妇女具体用药请咨询医生,不可随意自行用药。

2. 未明确诊断的便血患者,必须去医院就诊;痔疮便血、发炎肿痛严重和便血呈喷射状者,也应去医院就诊治疗。

3. 失血过多、身体虚弱者禁用。

4. 对本品过敏者禁用。

思考题

1. 简答理血中成药的含义。

2. 简述当归补血口服液、速效救心丸、血府逐瘀口服液的组成、作用功效及适应病症。

3. 简述绞股蓝总苷片、三七伤药片、云南白药胶囊的组成、作用功效及适应病症。

第十一章

补益中成药

学习目标

1. **素质目标**：领悟尊重生命、传承经典，树立高度的责任心，具备严谨求实的学习态度，促进中医药认知体系的构建，为推进健康中国建设贡献一份力量。

2. **知识目标**：掌握补益中成药的含义及常用清热中成药的组成、歌诀、作用功效、适应病症等；熟悉常用补益中成药的用法用量及注意事项等；了解常用补益中成药的来源及解读。

3. **能力目标**：具备分辨不同补益中成药的方剂组成、作用功效及适应病症的能力，以便更好地指导临床用药。

补益中成药是指以补益药材为主组成，具有滋养、补益人体气血阴阳作用，用以治疗各种虚证的一类中成药。补益中成药是为治疗虚证而设，虚证的临床表现比较复杂，概括起来，不外乎气虚、血虚、阴虚、阳虚、气血两虚等，所以补益中成药分为补气、补血、气血双补、补阴、补阳五类。现代研究表明，补益中成药具有增强机体免疫能力、调节胃肠功能、改善内分泌、调节神经系统和心血管系统等作用。

本章主要学习八珍益母丸、六味地黄丸、金匮肾气丸、知柏地黄丸、杞菊地黄丸、归芍地黄丸、左归丸、右归丸、补中益气颗粒、归脾丸（浓缩丸）、人参养荣丸、生脉饮、七味都气丸、二至丸、当归补血丸、十全大补丸、乌鸡白凤丸等常用补益类中成药。

八珍益母丸

八珍益母丸，中成药，OTC 甲类，医保乙类。

【方剂组成】

益母草、党参、麸炒白术、茯苓、甘草、当归、酒白芍、川芎、熟地黄。

【本品性状】

为棕黑色的水蜜丸、小蜜丸或大蜜丸;微有香气,味甜而微苦。

【方剂来源】

1. 明代叶文龄的《医学统旨》。

2. 明代张介宾的《景岳全书》。

3. 明代洪基的《摄生秘剖》。

【方剂解读】

方用四物和四君子加益母草而成,熟地黄、当归、白芍、川芎四物活血调经,党参、茯苓、白术、甘草四君子益气健脾;纯用四物则独阴不长,纯用四君子则孤阳不生,两方合用,则气血有调和之益,再合益母草活血行气,有补阴之功。诸药共奏益气养血、活血调经之功。

【作用功效】

益气养血,活血调经。

【适应病症】

用于气血两虚兼有血瘀所致的月经不调,症见:月经周期错后、行经量少、淋漓不净、精神不振、肢体乏力。

【本方歌诀】

无。

【用法用量】

口服。水蜜丸一次 6 g,小蜜丸一次 9 g,大蜜丸一次 1 丸,每日 2 次。

【不良反应】

尚不明确。

【注意事项】

1. 忌辛辣、生冷食物。

2. 感冒发热患者不宜服用。

3. 糖尿病、高血压、心脏病、肝病、肾病等慢性病严重者应在医生指导下服用。

4. 青春期少女及围绝经期妇女应在医生指导下服用。

5. 平素月经正常,突然出现月经过少,或经期错后,或阴道不规则出血者应去医院就诊。

6. 服药 1 个月症状无缓解,应去医院就诊。

六味地黄丸

六味地黄丸,中成药,双跨药,医保甲类。

▶ 【方剂组成】

熟地黄、酒萸肉、山药、牡丹皮、茯苓、泽泻。

▶ 【本品性状】

为棕黑色的水丸、水蜜丸,棕褐色至黑褐色的小蜜丸或大蜜丸;味甜而酸。

▶ 【方剂来源】

源于宋代钱乙的《小儿药证直诀》。

▶ 【方剂解读】

方中重用温县"四大怀药"中的熟地黄滋补肾阴,为君药。山茱萸补益肝肾;山药取"四大怀药"中的铁棍山药,补养脾阴、补肾固精,为臣药;泽泻利湿泄热而降肾浊,并能减熟地黄之滋腻;茯苓淡渗脾湿,助山药健运、助泽泻降肾浊;牡丹皮清泄虚热,并制山茱萸之温性,共为佐药。诸药合用,共奏滋阴补肾之功。

▶ 【作用功效】

滋阴补肾。

▶ 【适应病症】

治肾、肝、脾三阴不足所致的腰膝酸软,头晕目眩,耳鸣耳聋,盗汗遗精,消渴,骨蒸潮热,手足心热,舌燥咽痛,牙齿动摇,足跟痛,小便淋漓及小儿囟门不合,舌红少苔,脉沉细数。

▶ 【本方歌诀】

六味地黄山茱萸,山药茯苓泽丹皮,肾肝脾阴亏虚证,三泻三补重肾阴。

▶ 【用法用量】

口服。水丸一次 5 g,水蜜丸一次 6 g,小蜜丸一次 9 g,大蜜丸一次 1 丸,每日 2 次。

▶ 【不良反应】

患者多次服药后可出现过敏反应,表现为荨麻疹,头昏加重,面部发热、瘙痒,恶心,全身不适等。

▶ 【注意事项】

1. 忌不易消化食物。

2. 感冒发热患者不宜服用。

3. 糖尿病、高血压、心脏病、肝病、肾病等慢性病严重者应在医生指导下服用。

4. 儿童、妊娠期及哺乳期妇女应在医生指导下服用。

5. 服药 4 周症状无缓解,应去医院就诊。

6. 对本品过敏者禁用,过敏体质者慎用。

金匮肾气丸

金匮肾气丸,中成药,处方药,医保甲类。

▶【方剂组成】

干地黄、山药、山茱萸(酒炙)、茯苓、牡丹皮、泽泻、桂枝、附子(制)、牛膝(去头)、车前子(盐炙)。

▶【本品性状】

为棕褐色至黑褐色的大蜜丸;味酸、微甘、苦。

▶【方剂来源】

源于东汉张仲景的《伤寒杂病论·金匮要略》,又名肾气丸、八味肾气丸。

▶【方剂解读】

金匮肾气丸是为肾阳不足之证而设,故以补肾助阳为法,"益火之源,以消阴翳",辅以利水渗湿。方中桂枝、附子温肾助阳,熟地黄、山茱萸、淮山药滋补肝、脾、肾三脏之阴,阴阳相生,刚柔相济,使肾之元气生化无穷;再以泽泻、茯苓利水渗湿,牡丹皮擅入血分,伍桂枝可调血分之滞。诸药合用,助阳之弱以化水,滋阴之虚以生气,使肾阳振奋,气化复常。

▶【作用功效】

温补肾阳,化气行水。

▶【适应病症】

用于肾虚水肿,腰膝酸软,小便不利,畏寒肢冷。

▶【本方歌诀】

金匮肾气治肾虚,熟地淮药及山萸,丹皮苓泽加附桂,引火归原热下趋,
济生加入车牛膝,二便通调肿胀除,钱氏六味去附桂,专治阴虚火有余,
六味再加五味麦,八仙都气治相殊,更有知柏与杞菊,归芍参麦各分途。

【用法用量】

口服。大蜜丸一次 1 丸,水蜜丸一次 4～5 g,小蜜丸一次 6 g,每日 2 次。

【不良反应】

服用金匮肾气丸后偶见荨麻疹、心动过速、胃酸增多等症状。

【注意事项】

1. 忌房欲、气恼。

2. 宜清淡、低盐饮食;忌生冷、油腻食物。

3. 本品含附子,不可过量服、久服。

4. 禁用人群:对本品过敏者、妊娠期妇女禁用。

5. 慎用人群:过敏体质者,阴虚内热者,湿热壅盛、风水泛滥水肿者不宜用。

知 柏 地 黄 丸

知柏地黄丸,中成药,双跨药,医保甲类。

【方剂组成】

知母、熟地黄、黄柏、山茱萸(制)、山药、牡丹皮、茯苓、泽泻。

【本品性状】

为棕黑色的水蜜丸,黑褐色的小蜜丸或大蜜丸;味甜而带酸苦。

【方剂来源】

源于明代张介宾的《景岳全书》。

【方剂解读】

方中重用熟地黄大补真阴,为君药。山茱萸补肾养肝;山药滋肾补脾;黄柏苦寒,泻相火以坚真阴;知母苦寒上清热润肺,下滋润肾阴,共为臣药,与君药相合,大补肾阴,增加培本之力。泽泻泻肾降浊,丹皮清散肝火,茯苓健脾渗湿,共为佐药与君臣合用,补泻并用,培本清源。诸药相合,共奏滋阴降火之功。

【作用功效】

滋阴降火。

【适应病症】

用于阴虚火旺,潮热盗汗,口干咽痛,耳鸣遗精,小便短赤。

▶ **【本方歌诀】**

知柏地黄有山药,枣皮苓泽丹皮伙,阴虚火旺尺脉大,滋阴降火效可歌。

▶ **【用法用量】**

口服。水蜜丸一次 6 g,小蜜丸一次 9 g,大蜜丸一次 1 丸,每日 2 次。

▶ **【不良反应】**

此药罕见不良反应,但长期大剂量用药可引起脾胃虚寒的症状,如恶心、呕吐、腹泻、腹痛等。

▶ **【注意事项】**

1. 气血发热及实热者慎服。

2. 脾虚便溏、气滞中满者慎用。

3. 不宜和感冒类药同时服用。

4. 本品宜空腹或饭前服用开水或淡盐水送服。

5. 服药 1 周症状无改善,应去医院就诊。

杞菊地黄丸

杞菊地黄丸,中成药,双跨药,医保甲类。

▶ **【方剂组成】**

枸杞子、菊花、熟地黄、酒萸肉、牡丹皮、山药、茯苓、泽泻。

▶ **【本品性状】**

为棕黑色的水蜜丸,黑褐色的小蜜丸或大蜜丸;味甜、微酸。

▶ **【方剂来源】**

源于清代董西园的《医级宝鉴》。

▶ **【方剂解读】**

方中重用熟地黄大补肾阴,为君药。山茱萸、枸杞子补肾养肝明目;山药滋肾补脾;菊花疏散风热,清肝明目,共为臣药,以助君药。泽泻泻肾降浊,丹皮清散肝火,茯苓健脾渗湿,共为佐药,与君臣相合,补而不滞。诸药相合,共奏滋肾、养肝、明目之功。

▶ **【作用功效】**

滋肾、养肝、明目。

▶ **【适应病症】**

用于肝肾阴亏,眩晕耳鸣,羞明畏光,迎风流泪,视物昏花。

▶ **【本方歌诀】**

杞菊地黄山萸肉,出药苓泽丹皮伍,肝肾精血不足证,晕眩日糊干涩著。

▶ **【用法用量】**

口服。水蜜丸一次 6 g,小蜜丸一次 9 g,大蜜丸一次 1 丸,每日 2 次。

▶ **【不良反应】**

尚不明确。

▶ **【注意事项】**

1. 忌不易消化食物。

2. 感冒发热患者不宜服用。

3. 糖尿病、高血压、心脏病、肝病、肾病等慢性病严重者应在医生指导下服用。

4. 实火亢盛所致头晕、耳鸣者,脾虚便溏者慎用。

5. 对本品过敏者禁用,过敏体质者慎用。

归芍地黄丸

归芍地黄丸,中成药,OTC 甲类,非医保。

▶ **【方剂组成】**

当归、酒白芍、熟地黄、酒萸肉、山药、牡丹皮、泽泻、茯苓。

▶ **【本品性状】**

为棕黑色的水蜜丸,黑褐色的小蜜丸或大蜜丸;味甜、微酸。

▶ **【方剂来源】**

源于明代张介宾的《景岳全书》。

▶ **【方剂解读】**

方中重用熟地黄大补肾阴,为君药。山茱萸、白芍、当归养血补肝,山药补肾健脾,以资气血生化之源,共为臣药。泽泻泻肾降浊;丹皮清散肝火,兼制约君臣温热之性;茯苓与山药健脾渗湿,导邪下行,共为佐药。诸药相合,共奏滋肝肾、补阴血、清虚热之功。

▶ **【作用功效】**

滋肝肾,补阴血,清虚热。

▶ 【适应病症】

用于肝肾两亏,阴虚血少,头晕目眩,耳鸣咽干,午后潮热,腰腿酸痛,足跟疼痛。

▶ 【本方歌诀】

归芍地黄六味方,加入归芍功效彰,此方滋阴又养血,阴血不足自然康。

▶ 【用法用量】

口服。水蜜丸一次 6 g,小蜜丸一次 9 g,大蜜丸一次 1 丸,每日 2～3 次。

▶ 【不良反应】

尚不明确。

▶ 【注意事项】

1. 忌不易消化食物。

2. 感冒发热患者不宜服用。

3. 糖尿病、高血压、心脏病、肝病、肾病等慢性病严重者应在医生指导下服用。

4. 肾阳虚或脾虚湿盛者禁用。

5. 对本品过敏者禁用,过敏体质者慎用。

左 归 丸

左归丸,中成药,OTC甲类,医保乙类。

▶ 【方剂组成】

熟地黄、山药(炒)、枸杞、山茱萸肉、川牛膝、菟丝子(制)、鹿角胶、龟甲胶。

▶ 【本品性状】

为黑色水蜜丸;气微腥,味酸、微甜。

▶ 【方剂来源】

源于明代张介宾的《景岳全书》。

▶ 【方剂解读】

方中重用熟地黄滋阴填精,大补真阴,为君药。山茱萸养肝滋肾,涩精敛汗;山药补脾益阴,滋肾固精;枸杞补肾益精,养肝明目;龟、鹿二胶,为血肉有情之品,峻补精髓,龟甲胶偏于补阴,鹿角胶偏于补阳,在补阴中配补阳药,取"阳中求阴"之意,均为臣药。菟丝子、川牛膝益肝肾,强腰膝,健筋骨,俱为佐药。诸药合用,共奏滋阴补肾、填精益髓之功。

▶ 【作用功效】

滋阴补肾,填精益髓。

▶ 【适应病症】

用于真阴肾水不足、不能滋养营卫、渐至衰弱、虚热往来、自汗盗汗、神不守舍、血不归原、虚损伤阴、遗淋不禁、气虚昏运、眼花耳聋、或口燥舌干、腰酸腿软、凡精髓内亏、津液枯涸之证。

▶ 【本方歌诀】

左归丸内山药地,萸肉枸杞与牛膝;菟丝龟鹿二胶合,壮水之主方第一。

▶ 【用法用量】

口服。一次 9 g,每日 2 次。

▶ 【不良反应】

通常没有明显的副作用,但如果长期或者大量服用,可能引起食欲不振、腹胀、消化不良、大便不成形等。

▶ 【注意事项】

1. 忌生冷、油腻食物。

2. 感冒者不宜服用。

3. 禁用人群:对本品过敏者、妊娠期妇女、儿童禁用。

4. 慎用人群:过敏体质者,肾阳亏虚、命门火衰、阳虚腰痛者,外感寒湿、跌扑外伤、气滞血瘀所致腰痛者慎用。

右 归 丸

右归丸,中成药,处方药,医保乙类。

▶ 【方剂组成】

熟地黄、炮附片、肉桂、山药、酒萸肉、菟丝子、鹿角胶、枸杞子、当归、盐杜仲。

▶ 【本品性状】

为黑色的小蜜丸或大蜜丸;味甜、微苦。

▶ 【方剂来源】

源于明代张介宾的《景岳全书》。

● 【方剂解读】

方中鹿角胶、附子、肉桂培补肾之元阳,温里祛寒,为君药。熟地黄、山药、山茱萸、枸杞子滋阴益肾,养肝补脾,填精补髓,取"阴中求阳"之义,共为臣药。杜仲、菟丝子补肝肾,健腰膝;当归养血和血,共为佐使药。诸药相配,肝肾脾阴阳兼补,但仍以温肾阳为主,妙在阴中求阳,使元阳得以归原,故名"右归丸",共奏温补肾阳、填精止遗之功。

● 【作用功效】

温补肾阳,填精止遗。

● 【适应病症】

治肾阳不足,命门火衰,神疲气怯,怯寒畏冷,阳痿遗精,不能生育,腰膝酸软,小便自遗,肢节痹痛,周身浮肿;或火不能生土,脾胃虚寒,饮食少进,或呕恶膨胀,或翻胃噎膈,或脐腹多痛,或大便不实,泻痢频作。

● 【本方歌诀】

右归鹿胶丝杜杞,附桂萸肉山归地,肾阳火衰腰膝软,气衰肢冷神倦疲。

● 【用法用量】

口服。小蜜丸一次9g,大蜜丸一次1丸,每日3次。

● 【不良反应】

一般没有明显的不良反应,但右归丸中含有附子,附子含有乌头类的生物碱,对于心脏是有毒性的,用量大的时候会导致心律失常。部分患者服用后也可能出现肠胃不适,睡眠质量发生变化,建议及时咨询医生。

● 【注意事项】

1. 湿热体质的患者或者热性疾病期间不建议服用,可能会加重病情。
2. 阴虚体质的人群也不建议服用,可能会伤阴,加重人体阴虚火旺的症状。
3. 服用前应除去蜡皮、塑料球壳;本品可嚼服,也可分份吞服。
4. 用药疗程不宜过长,一般不超过2周,避免出现药物性的肝肾功能损害。

补中益气颗粒

补中益气颗粒,中成药,OTC乙类,医保甲类。

● 【方剂组成】

炙黄芪、党参、炙甘草、当归、炒白术、升麻、柴胡、陈皮、生姜、大枣。

【本品性状】

为棕色的颗粒;味甜、微苦、辛。

【方剂来源】

源于金元时期李杲的《脾胃论》。

【方剂解读】

炙黄芪甘温补升,善补中益气、升阳举陷,故重用为君药。党参甘补而平,善补中益气,兼能养血;炒白术甘补扶正,苦燥利水,善补气健脾、燥湿助运;炙甘草甘平偏温,既益气补中,又调和诸药。三药合用,既增强君药补中益气之功,又除水湿,故共为臣药。陈皮辛散苦降而温,善理气健脾开胃,以补药停滞;当归甘补辛散温通,善补血和血,以利中气化生;大枣甘温,善补中益气;生姜辛微温,善温中开胃。四药相合,既助君臣药补中益气,又理气健脾开胃,使诸药补而不滞,促进补力发挥,故共为佐药。柴胡苦辛微寒,轻清升散;升麻辛微甘性凉,升散清泄。二药合用,可助君药升举下陷之清阳,故共为使药。全方配伍,补中兼升,使中气得健、清阳得升,共奏补中益气、升阳举陷之功,故善治脾胃虚弱、中气下陷诸病证。

【作用功效】

补中益气,升阳举陷。

【适应病症】

用于脾胃虚弱、中气下陷所致的泄泻、脱肛、阴挺,症见:体倦乏力,食少腹胀,便溏久泻、肛门下坠或脱肛、子宫脱垂。

【本品歌诀】

补中益气芪术陈,升柴参草当归身,虚劳内伤功独擅,

亦治阳虚外感因,木香苍术易白术,调中益气畅脾神。

【用法用量】

口服。一次1袋,每日2～3次。

【不良反应】

个别患者用药后出现药疹,表现为皮肤散在红色丘疹,伴有轻微瘙痒。停药或对症治疗后药疹可消失。

【注意事项】

1. 忌不易消化食物。

2. 感冒发热患者不宜服用。

3. 糖尿病、高血压、心脏病、肝病、肾病等慢性病严重者应在医生指导下服用。

4. 儿童、妊娠期妇女应在医生指导下服用。

5. 服药 4 周症状无缓解,应去医院就诊。

6. 对本品过敏者禁用,过敏体质者慎用。

归脾丸(浓缩丸)

归脾丸,中成药,双跨药,医保甲类。

【方剂组成】

党参、炒白术、炙黄芪、茯苓、制远志、炒酸枣仁、龙眼肉、当归、木香、大枣(去核)、炙甘草。

【本品性状】

为棕色至棕褐色的浓缩水丸;气微,味甘而后微苦、辛。

【方剂来源】

源于明代张三锡的《医学六要·治法汇》。

【方剂解读】

方中人参、黄芪甘微温,补脾养气;龙眼肉甘平,补心安神,益脾补血,共为君药。白术苦甘温,助参、芪补脾益气;枣仁、茯神甘平,助龙眼养心安神;当归甘辛苦温,滋养营血,与参、芪配伍,补血之力更甚,以上并为臣药。远志苦辛温,交通心肾,安神宁心;木香辛苦温,理气利脾,使诸益气养血之品补而不滞,共为佐药。生姜、大枣调和营卫,炙甘草甘温益气,调和诸药,共为使药。合而成方,养心与健脾并用,健脾不离补气,养心不离补血,气血充足则心神安而脾运健。

【作用功效】

益气健脾,养血安神。

【适应病症】

用于心脾两虚,气短心悸,失眠多梦,头昏头晕,肢倦乏力,食欲不振,崩漏便血。

【本方歌诀】

归脾四君芪归好,志枣龙眼香姜枣。

【用法用量】

口服。一次 8～10 丸,每日 3 次。

【不良反应】

尚不明确。

【注意事项】

1. 忌不易消化食物。
2. 感冒发热者不宜服用。
3. 糖尿病、高血压、心脏病、肝病、肾病等慢性病严重者应在医生指导下服用。
4. 禁用人群：对本品过敏者禁用。
5. 慎用人群：过敏体质者,有口渴、尿黄、便秘等内热表现者慎用。

人 参 养 荣 丸

人参养荣丸,中成药,OTC 乙类,医保乙类。

【方剂组成】

人参、土白术、茯苓、炙黄芪、当归、熟地黄、白芍(麸炒)、陈皮、制远志、肉桂、五味子(酒蒸)、炙甘草。

【本品性状】

为棕褐色的水蜜丸或大蜜丸;味甘、微辛。

【方剂来源】

源于宋代的《太平惠民和剂局方》。

【方剂解读】

方中人参、白术、茯苓、甘草益气健脾,以补气之虚;当归、白芍、熟地黄,养血滋阴,以荣血之枯,二者相伍,双补气血;黄芪补气升阳,固表止汗。肉桂温里助阳,通行气血;远志宁心安神,五味子敛肺滋肾,陈皮理气健脾。诸药合用,补而不滞,滋而不腻,以防壅遏作胀。

【作用功效】

温补气血。

【适应病症】

用于心脾不足,气血两亏,形瘦神疲,食少便溏,病后虚弱。

【本方歌诀】

人参养荣即十全,除却川芎五味联,陈皮远志加姜枣,肺脾气血补方先。

【用法用量】

口服。水蜜丸一次 6 g,大蜜丸一次 1 丸,每日 1～2 次。

▶ 【不良反应】

尚不明确。

▶ 【注意事项】

1. 忌不易消化食物。
2. 糖尿病、高血压、心脏病、肝病、肾病等慢性病严重者应在医生指导下服用。
3. 禁用人群：对本品过敏者禁用。
4. 慎用人群：过敏体质者，妊娠期妇女，阴虚、热盛者及感冒者慎用。

生　脉　饮

生脉饮，中成药，OTC乙类，医保甲类。

▶ 【方剂组成】

红参、麦冬、五味子。

▶ 【本品性状】

为黄棕色至红棕色的澄清液体；气香，味酸甜、微苦。

▶ 【方剂来源】

源于金元时期李杲的《内外伤辨惑论》，又名生脉散。

▶ 【方剂解读】

方中红参益气生津，大补元气，益气固脱，为君药。麦冬养阴生津，清虚热除烦，为臣药。五味子敛肺止汗，生津止渴，为佐使药，此即"肺欲收，急食酸以收之"之义。三药合用，一补一清一敛，共奏益气生津、敛阴止汗、复脉固脱之功。

▶ 【作用功效】

益气生津，敛阴止汗，复脉固脱。

▶ 【适应病症】

用于体虚自汗、身体虚弱、健忘、失眠、眩晕、耳鸣、心悸、心肌梗死、心绞痛、心源性休克等气阴亏虚的病证。

▶ 【本方歌诀】

生脉麦味与人参，保肺清心治暑淫，气少汗多兼口渴，病危脉绝急煎斟。

▶ 【用法用量】

口服。一次10 mL，每日3次。

【不良反应】

尚不明确。

【注意事项】

1. 忌不易消化食物。
2. 感冒发热者不宜服用。
3. 禁用人群：对本品过敏者禁用。
4. 慎用人群：过敏体质者、里实证及表证未解者慎用。
5. 糖尿病、高血压、心脏病、肝病、肾病等慢性病严重者应在医生指导下服用。

七 味 都 气 丸

七味都气丸，中成药，处方药，非医保。

【方剂组成】

醋五味子、山茱萸(制)、茯苓、牡丹皮、熟地黄、山药、泽泻。

【本品性状】

为黑褐色的水蜜丸；气微香，味甘、微酸。

【方剂来源】

源于明代赵献可的《医贯》。

【方剂解读】

方中山茱萸养肝肾而涩精，熟地黄滋肾填精，山药养肾补脾，三药合用，实现三阴并补。丹皮配山茱萸泻肝火，泽泻配熟地黄泻肾降浊，茯苓配山药渗脾湿。五味子敛肺补肾，止咳平喘。全方配伍，共奏补肾纳气、涩精止遗之功。

【作用功效】

补肾纳气，涩精止遗。

【适应病症】

用于肾不纳气所致的喘促、胸闷、久咳、咽干、遗精、盗汗、小便频数。

【本方歌诀】

七味都气地枣皮，山药泽苓味丹皮，肾阴不足不纳气，喘咳呃逆面赤医。

【用法用量】

口服。一次9g，每日2次。

▶ 【不良反应】

尚不明确。

▶ 【注意事项】

1. 外感咳嗽、气喘者忌服。

2. 脾虚便溏者慎用。

二 至 丸

二至丸,中成药,OTC甲类,医保乙类。

▶ 【方剂组成】

酒女贞子、墨旱莲。

▶ 【本品性状】

为黑褐色的浓缩水蜜丸;气微,味甘而苦。

▶ 【方剂来源】

源于清代汪昂的《医方集解》。

▶ 【方剂解读】

方中女贞子甘苦凉,滋肾养肝、益精血、乌须发,为君药。墨旱莲甘酸寒,滋补肝肾之阴、凉血止血,为臣药。

▶ 【作用功效】

滋肾养肝,滋阴止血。

▶ 【适应病症】

用于肝肾阴虚所致的腰膝酸痛,筋骨软弱,须发早白,头晕目眩,耳鸣咽干,失眠多梦,口苦,遗精,鼻衄,齿衄,月经量多,脉细弱。

▶ 【本方歌诀】

医方集解二至丸,女贞旱莲等份善,肝肾阴虚腰膝痛,头晕发白耳鸣痊。

▶ 【用法用量】

口服。一次9g,每日3次。

▶ 【不良反应】

尚不明确。

【注意事项】

1. 忌不易消化食物。

2. 感冒发热患者不宜服用。

3. 禁用人群：脾胃虚寒、大便溏薄者禁用。

4. 慎用人群：肝火上炎所致的头晕、耳鸣,实热内盛所致的月经过多、色泽鲜红者慎用。

5. 糖尿病、高血压、心脏病、肝病、肾病等慢性病严重者应在医生指导下服用。

当 归 补 血 丸

当归补血丸,中成药,处方药,医保乙类。

【方剂组成】

当归、黄芪。

【本品性状】

为棕黄色大蜜丸或水蜜丸;味甜、微辛。

【方剂来源】

源于金元时期李杲的《内外伤辨惑论》。

【方剂解读】

方中黄芪大补脾肺之气,以裕生血之源;当归养血和营。共使阳生阴长,气旺血生,诸证得解。

【作用功效】

补气生血。

【适应病症】

用于劳倦内伤、气弱血虚、阳浮外越所致的血虚发热,肌热面赤,烦渴欲温饮,脉洪大而虚软,重按无力,舌质淡嫩;妇女经行、产后血虚发热,头痛;疮疡溃后,久不愈合。

【本方歌诀】

血虚身热有奇方,古有当归补血汤,五倍黄芪归一份,阳生阴长气血增。

【用法用量】

口服。大蜜丸一次 1 丸,水蜜丸一次 9 g,每日 2 次。

【不良反应】

尚不明确。

【注意事项】

1. 忌油腻食物。

2. 高血压患者慎用。

3. 本品宜饭前服用。

4. 月经提前量多,色深红或经前、经期腹痛拒按,乳房胀痛者不宜服用。

5. 对本品过敏者禁用,过敏体质者慎用。

十 全 大 补 丸

十全大补丸,中成药,OTC乙类,非医保。

【方剂组成】

党参、炒白术、茯苓、炙甘草、当归、川芎、酒白芍、熟地黄、炙黄芪、肉桂。

【本品性状】

为棕褐色至黑褐色的水蜜丸、小蜜丸或大蜜丸;气香,味甘而微辛。

【方剂来源】

源于宋代的《太平惠民和剂局方》。

【方剂解读】

方中熟地黄补血滋阴,填精生髓;党参补脾健中,益气生血,阳生阴长,共为君药。白术健脾益气,茯苓健脾利湿,黄芪健脾益气升阳,助君药开气血生化之源;当归、白芍补养阴血,以阴配阳;肉桂补火助阳,鼓舞气血生长,共为臣药。川芎行气活血,使补而不滞,为佐药。甘草益气,调和诸药,为使药。诸药配合,共奏温补气血之功。

【作用功效】

温补气血。

【适应病症】

用于气血两虚,面色苍白,气短心悸,头晕自汗,体倦乏力,四肢不温,月经量多。

【本方歌诀】

十全大补芪肉桂,四君四物相伍配,温补气血此方好,气血不足偏温瑞。

【用法用量】

口服。水蜜丸一次 6 g,小蜜丸一次 9 g,大蜜丸一次 1 丸,每日 2～3 次。

【不良反应】

尚不明确。

【注意事项】

1. 忌辛辣、油腻、生冷食物。

2. 感冒发热者不宜服用。

3. 禁用人群:对本品过敏者禁用。

4. 慎用人群:过敏体质者、妊娠期妇女、体实有热者慎用。

5. 糖尿病、高血压、心脏病、肝病、肾病等慢性病严重者应在医生指导下服用。

乌鸡白凤丸

乌鸡白凤丸,中成药,OTC 甲类,医保甲类。

【方剂组成】

乌鸡(去毛爪肠)、醋鳖甲、人参、白芍、丹参、醋香附、当归、煅牡蛎、鹿角胶、桑螵蛸、甘草、熟地黄、天冬、黄芪、地黄、川芎、银柴胡、芡实(炒)、山药、鹿角霜。

【本品性状】

为黑褐色至黑色的水蜜丸、小蜜丸或大蜜丸;味甜、微苦。

【方剂来源】

源于明代龚廷贤的《寿世保元》。

【方剂解读】

本方人参、山药、甘草、黄芪健脾补气,以辅气血之源;乌鸡、熟地、白芍、当归、川芎、天门冬养血和血;鹿角胶、鹿角霜滋补肝肾;香附、丹参行气活血;芡实、桑螵蛸、牡蛎收敛固涩;鳖甲、银柴胡滋阴、去虚热。全方补益气血、固涩,共奏养血益气、调经止带之功。

【作用功效】

养血益气,调经止带。

【适应病症】

用于气血两虚,身体瘦弱,腰膝酸软,月经不调,崩漏带下。

▶ 【本方歌诀】

乌鸡四物鹿参芪,茜草鳖药丹生地,银柴冬霜蛎螵香,气血双补调经忙。

▶ 【用法用量】

口服。水蜜丸一次 6 g,小蜜丸一次 9 g,大蜜丸一次 1 丸,每日 2 次。

▶ 【不良反应】

尚不明确。

▶ 【注意事项】

1. 忌食寒凉、生冷食物。

2. 服药期间不宜喝茶和吃萝卜,不宜同时服用藜芦、五灵脂、皂荚或其制剂。

3. 感冒时不宜服用本药。

4. 月经过多者不宜服用本药,带下量多气臭者应去医院就诊。

5. 平素月经正常,突然出现月经量少,或月经错后,或阴道不规则出血应去医院就诊。

6. 对本品过敏者禁用,过敏体质者慎用。

🔍 思考题

1. 简答补益中成药的含义。

2. 简述六味地黄丸、金匮肾气丸的组成、作用功效及适应病症。

3. 简述知柏地黄丸、杞菊地黄丸的组成、作用功效及适应病症。

4. 简述生脉饮、当归补血丸的组成、作用功效及适应病症。

第十二章

安神中成药

安神中成药是能起到镇静安神作用的中成药，主要用于神经衰弱以及轻度焦虑、抑郁的症状。

本章主要学习枣仁安神胶囊、百乐眠胶囊、乌灵胶囊、七叶神安片、柏子养心丸、朱砂安神丸、安神补脑液、养血安神片、天王补心丹、解郁安神胶囊、刺五加片等常用安神类中成药。

枣仁安神胶囊

枣仁安神胶囊，中成药，OTC乙类，医保乙类。

▶【方剂组成】

炒酸枣仁、丹参、醋五味子。

【本品性状】

为硬胶囊,内容物为棕黄色至棕褐色的颗粒和粉末;气香,味酸、微苦。

【方剂来源】

源于东汉张仲景的《伤寒杂病论·金匮要略》。

【方剂解读】

方中五味子含有丰富的有机酸、维生素、类黄酮、植物固醇及有强效复原作用的木酚素(例如五味子醇甲、五味子乙素或五味子脂素)。酸枣仁养肝,宁心,安神,敛汗,有镇静、催眠、镇痛、抗惊厥作用,有一定的降压作用,对子宫有兴奋作用,用于阴血不足,心悸怔忡,失眠健忘;体虚多汗。丹参又名赤参,具有活血散瘀、消肿止血、消炎止痛、调经止痛、扩张冠状动脉、改善心肌缺血状况、降低血压、安神静心、降血糖和抗菌等功效。

【作用功效】

养血安神。该药补而不滞,具补心养肝、安神益智、镇静催眠之功效。

【适应病症】

用于心血不足所致的失眠、健忘、心烦、头晕;神经衰弱症见上述证候者。在临床应用中,枣仁安神胶囊针对心血不足的患者效果最为理想。平时精神压力大而导致心血耗伤、睡眠差而导致心律不齐,以及上年纪之后出现的心脏功能的衰退,还有其他脏器的衰弱,都可以用枣仁安神胶囊进行辅助治疗。

【本方歌诀】

酸枣仁汤治失眠,川芎知草茯苓煎,养血除烦清虚热,安然入睡梦香甜。

【用法用量】

口服。一次5粒,每日1次,临睡前服用。

【不良反应】

极少数患者服后有胃内灼热感、恶心及头晕等反应。

【注意事项】

1. 妊娠期妇女慎用。
2. 消化不良导致睡眠差者忌用。
3. 按照用法用量服用,糖尿病患者、儿童应在医生指导下服用。
4. 服药2周症状未缓解,应去医院就诊。
5. 对本品过敏者禁用,过敏体质者慎用。

百乐眠胶囊

百乐眠胶囊,中成药,OTC 乙类,医保乙类。

▶ 【方剂组成】

百合、刺五加、首乌藤、合欢花、珍珠母、石膏、酸枣仁、茯苓、远志、玄参、地黄、麦冬、五味子、灯芯草、丹参。

▶ 【本品性状】

为胶囊剂,内容物为棕褐色至黑色的粉末;味苦。

▶ 【方剂来源】

出自 2020 年版《中华人民共和国药典》。

▶ 【方剂解读】

药方以百合、地黄为君药,起清心安神、滋阴清热之功效。首乌藤、丹参、珍珠母、生石膏、酸枣仁、茯苓、远志为臣药,起辅佐君药、安神定志之功效。合欢花、玄参、麦冬、五味子、刺五加为佐药,起疏肝解郁、滋阴养血之功效。灯芯草为使药,起引导诸药、直达心经。君药、臣药、佐药在使药的引导下直达心经,共奏滋阴清热、养心安神之功。

▶ 【作用功效】

滋阴清热,养心安神。

▶ 【适应病症】

用于阴虚火旺型失眠症,症见:入睡困难、多梦易醒、醒后不眠、头晕乏力、烦躁易怒、心悸不安等。

▶ 【本方歌诀】

无。

▶ 【用法用量】

口服。一次 4 粒,每日 2 次。

▶ 【不良反应】

监测数据显示,本品可能引起恶心、腹痛、皮疹、瘙痒等,有肝生化指标异常个案报告。

▶ 【注意事项】

1. 忌烟、酒及辛辣、油腻食物。

2. 服药期间要保持情绪乐观,切忌生气恼怒。

3. 禁用人群:对本品过敏者、妊娠期妇女禁用。

4. 慎用人群:过敏体质者、肝功能不全者慎用。

5. 糖尿病、高血压、心脏病、肝病、肾病等慢性病严重者应在医生指导下服用。

乌灵胶囊

乌灵胶囊,中成药,OTC 甲类,医保甲类。

▶ 【方剂组成】

乌灵菌粉。乌灵菌粉是从珍稀药用真菌乌灵参中分离获得的菌种粉末,含有氨基酸、核苷类物质成分。

▶ 【本品性状】

为硬胶囊,内容物为浅棕色至棕色的粉末;气特异,味甘、淡。

▶ 【方剂来源】

根据《四川中药志》记载,乌灵参具有"补心神、治失眠"等药用价值。据清光绪版《灌县志》卷十二物产志药属记载,"乌苓(灵)参其苗出土易长、根延数丈、结实虚悬室窟中,当雷震时必转动,故谓之雷震子,圆而黑,其内白色,能益肾气"。

▶ 【方剂解读】

乌灵菌粉含有氨基酸、维生素和各种营养物质,能明显增强中枢神经的镇静作用以及调节中枢神经功能,还能改善各种记忆障碍,对大脑的保护作用及益智健脑功能也是不可忽略的。同时,乌灵菌粉还具有防止缺氧和抗疲劳作用,真正体现了固本培元、增强体质的功效。此外,它还能有效地消除或改善患者的焦虑不安和抑郁症状,保护并且提高大脑的生理功能,发挥镇静安眠的作用。

▶ 【作用功效】

补肾健脑,养心安神。

▶ 【适应病症】

用于心肾不交所致的失眠、健忘、心悸心烦、神疲乏力、腰膝酸软、头晕耳鸣、少气懒言、脉细或沉无力;神经衰弱见上述证候者。

▶ 【本方歌诀】

无。

【用法用量】

口服。一次 3 粒,每日 3 次。

【不良反应】

恶心、腹泻、呕吐、腹痛、胃不适、口干、肠胃气胀、皮疹、瘙痒、嗜睡、乏力、头晕等。

【注意事项】

1. 忌烟、酒及辛辣、油腻食物。

2. 服药期间要保持情绪乐观,切忌生气恼怒。

3. 糖尿病、高血压、心脏病、肝病、肾病等慢性病严重者应在医生指导下服用。

4. 妊娠期妇女慎用。儿童及年老体弱者应在医生指导下服用。

5. 对本品过敏者禁用,过敏体质者慎用。

 知识拓展

药物漏服

如果漏用药物时间较短,请尽快补用,但如果快到下一次用药时间(超过两次正常用药间隔时间的一半)请跳过此次漏用的剂量,直接于下一次用药时间使用。

切记不可一次使用两倍剂量,以免引起毒性反应。如果不能确定用药剂量,请咨询医生或药师。

七 叶 神 安 片

七叶神安片,中成药,双跨药,医保乙类。

【方剂组成】

三七叶总皂苷。

【本品性状】

为糖衣片或薄膜衣片,除去包衣后显浅黄色至棕黄色;味苦、微甜。

【方剂来源】

出自 2020 年版《中华人民共和国药典》。

【方剂解读】

除了治疗跌打损伤的特殊功效外,三七还有滋补强壮的作用。现代药理学研究表明,三七对高脂血症、高粘血症、高血压、心律失常等具有明显的预防和治疗作用。

▶ 【作用功效】

益气安神,活血止痛。

▶ 【适应病症】

1. 不寐:心气不足、瘀血阻滞所致,症见:入睡困难,多梦易醒,胸痛胸闷,倦怠乏力,舌质淡或淡黯,或有瘀斑,瘀点,脉弱;神经衰弱见上述证候者。

2. 胸痹:心气不足、瘀血阻滞所致,症见:心胸隐痛,甚或刺痛,胸部憋闷,心悸,气短,神疲乏力,倦怠懒言,舌质淡或淡黯,或有瘀斑,瘀点,脉虚涩或结或代;冠心病见上述证候者。

▶ 【本方歌诀】

三七甘苦温,定痛散血癥,能止诸出血,跌肿自然轻。

▶ 【用法用量】

口服。一次 50～100 mg,每日 3 次;饭后服或遵医嘱。

▶ 【不良反应】

尚不明确。

▶ 【注意事项】

1. 忌烟、酒及辛辣、油腻食物。

2. 服药期间要保持情绪乐观,切忌生气恼怒。

3. 感冒发热患者不宜服用。

4. 糖尿病、高血压、心脏病、肝病、肾病等慢性病严重者应在医生指导下服用。

5. 儿童、妊娠期及哺乳期妇女、年老体弱者应在医生指导下服用。

6. 对本品过敏者禁用,过敏体质者慎用。

柏子养心丸

柏子养心丸,中成药,处方药,医保甲类。

▶ 【方剂组成】

柏子仁、党参、炙黄芪、川芎、当归、茯苓、制远志、酸枣仁、肉桂、醋五味子、半夏曲、炙甘草、朱砂。

▶ 【本品性状】

为棕色的水蜜丸,棕色至棕褐色的小蜜丸或大蜜丸;味先甜而后苦、微麻。

▶ 【方剂来源】

源于明代彭用光的《体仁汇编》。

▶ 【方剂解读】

方中炙黄芪甘温,补气升阳;党参益气生血,二药相合为君药。当归、川芎补血活血,当归合黄芪为补血要方,柏子仁养心血、安心神,共为臣药。酸枣仁益肝养血安神,远志宣通心气益智,五味子滋肾敛阴凝心,肉桂温肾运营通脉,茯苓健脾安神,半夏曲和胃祛痰,朱砂镇心定惊,以上药物调摄心肾,健脾和胃,安定神志,共为佐药。炙甘草调和诸药,为使药。全方配合,共奏补气、养血、安神之功。

▶ 【作用功效】

补气,养血,安神。

▶ 【适应病症】

1. 心悸:心气虚寒、心神失养所致,症见:心悸易惊,失眠,多梦,健忘,神疲乏力,或肢冷畏寒,舌淡苔白,脉细弱或结代以及心律失常、神经衰弱见上述证候者。

2. 不寐:心气虚寒、心失温养所致,症见:少寐多梦,易醒难眠,心慌气短,精神恍惚,自汗,肢冷,舌淡脉细弱以及神经衰弱见上述证候者。

▶ 【本方歌诀】

柏子养心杞茯神,菖甘地归麦玄参,心肾失调阴血亏,补肾滋阴养心神。

▶ 【用法用量】

口服。水蜜丸一次 6 g,小蜜丸一次 9 g,大蜜丸一次 1 丸,每日 2 次。

▶ 【不良反应】

尚不明确。

▶ 【注意事项】

1. 阴虚火旺或肝阳上亢者禁用。

2. 保持精神舒畅,劳逸适度。忌过度思维,避免恼怒、抑郁、惊恐等不良情绪。

3. 失眠患者睡前不宜饮用浓茶、咖啡等兴奋性饮品。

4. 宜饭后服用。

5. 本品处方中含朱砂,不可过量服、久服;不可与溴化物、碘化物药物同服。

朱砂安神丸

朱砂安神丸,中成药,处方药,医保乙类。

【方剂组成】

朱砂、黄连、生地黄、当归、炙甘草。

【本品性状】

为红棕色的水蜜丸、小蜜丸或大蜜丸;味苦、微甜。

【方剂来源】

源于金元时期李杲的《兰室秘藏》。

【方剂解读】

朱砂甘寒质重,入心经,可重镇安神,清泻心火,切中病机,为君药。黄连苦寒,清心泻火以除烦,为臣药。地黄甘苦寒,滋阴清热,当归辛甘温,补血养心。甘草调和诸药,防朱砂、黄连苦寒重镇碍胃。诸药合用,共奏清心养血、镇惊安神之功。

【作用功效】

清心养血,镇惊安神。

【适应病症】

主治心火亢盛、阴血不足证,症见：失眠多梦,惊悸怔忡,心烦神乱;或胸中懊侬,舌尖红,脉细数。

【本方歌诀】

朱砂安神东垣方,归连甘草合地黄,怔忡不寐心烦乱,养阴清热可复康。

【用法用量】

口服。水蜜丸一次 6 g,小蜜丸一次 9 g,大蜜丸一次 1 丸,每日 1～2 次。

【不良反应】

通常没有明显的副作用,但如果长期或者大量使用可出现头晕、乏力、四肢无力、蛋白尿、口腔黏膜充血、恶心、呕吐、腹泻、腹胀等汞中毒症状。

【注意事项】

1. 服药期间忌烟、酒及辛辣、油腻、刺激性食物,孕妇忌服,心气不足、心神不安者勿用,阴虚或脾虚者不宜服用。

2. 方中朱砂含硫化汞,不宜过量服、久服,以防汞中毒。神经衰弱者、高血压患者长期服用朱砂安神丸,会导致体内汞的积聚,造成肝和肾功能损害,会引起口腔炎、恶心、呕吐、蛋白尿、赤痢等慢性汞中毒症状。不宜长期服用,儿童尤不宜久用。

3. 朱砂安神丸与天王补心丹不可以同时服用,二者均含有朱砂。

安神补脑液

安神补脑液,中成药,OTC 甲类,医保乙类。

【方剂组成】

鹿茸、制何首乌、淫羊藿、干姜、甘草、大枣、维生素 B_1。

【本品性状】

为黄色至棕黄色的液体,久置有少量沉淀;气芳香,味甜、辛。

【方剂来源】

源于东汉张仲景的《伤寒杂病论》。

【方剂解读】

方中鹿茸填精补髓;制何首乌滋补肝肾,生精益髓,共为君药。淫羊藿温阳益肾,补血生精,为臣药。干姜、甘草、大枣温胃健脾,以补气血生化之源,为佐药。维生素 B_1 营养神经。诸药合用,共奏生精补髓、益气养血、健脑安神之功。

【作用功效】

生精补髓,益气养血,健脑安神。

【适应病症】

1. 不寐:精血不足、气血亏虚、心神失养所致,症见:入睡困难,多梦易醒,健忘,头晕,神疲乏力,纳呆,腰膝酸软,舌质淡,苔薄白,脉细弱;神经衰弱见上述证候者。

2. 健忘:肝肾不足、精血亏虚、元神失养所致,症见:健忘,头晕,气短乏力,失眠多梦,腰膝酸软,遗精滑泄,苔薄白,脉细弱;神经衰弱见上述证候者。

【本方歌诀】

安神补脑口服液,鹿茸大枣仙灵脾,制首乌合干姜草,生精补髓脑力好。

【用法用量】

口服。一次 10 mL,每日 2 次。

【不良反应】

安神补脑液短期偶尔服用不会有大的副作用,但如果长期大量服用可能会出现相应的副作用,具体如下:

1. 过敏反应:比较少见,但过敏体质的患者需要警惕;

2. 头部症状:如头痛、头晕、头胀等,但比较少见;

3. 产生耐受性和依赖性:安神补脑液的成分主要是养血生精类药物,对大脑有一定补益作用。如果不存在气血两亏,服用安神补脑液会产生上火症状,表现为头胀、头晕、头痛,还会出现对药物的依赖性和耐受性;

4. 影响肝肾功能:因为安神补脑液也是通过肝肾排泄代谢,长期服用会有贮积,特别是肝肾功能不全患者,需注意避免产生肝肾功能的影响。

【注意事项】

1. 感冒发热患者不宜服用。

2. 糖尿病、高血压、心脏病、肝病、肾病等慢性病严重者应在医生指导下服用;儿童、妊娠期及哺乳期妇女、年老体弱者应在医生指导下服用。

3. 忌茶、酒、咖啡等兴奋性饮品以及烟,辛辣、油腻食物。

4. 服药期间要保持情绪乐观,切忌生气恼怒。

养血安神片

养血安神片,中成药,OTC乙类,医保乙类。

【方剂组成】

仙鹤草、墨旱莲、鸡血藤、熟地黄、生地黄、合欢皮、首乌藤。

【本品性状】

为糖衣片,除去糖衣后显黑棕色;气微,味微涩。

【方剂来源】

源于东汉张仲景的《伤寒杂病论》。

【方剂解读】

墨旱莲养阴益肾,熟地黄滋阴养血,为君药。生地黄滋阴凉血清虚热,鸡血藤、仙鹤草养血行血祛瘀,共为臣药。合欢皮、首乌藤宁心安神,共为佐药。诸药合用,共奏滋阴养血、宁心安神之功,使心阴充足,心血得养,心神得藏。

【作用功效】

滋阴养血，宁心安神。

【适应病症】

用于阴虚血亏所致的头晕心悸、精神疲倦、失眠多梦、腰酸乏力等症。

【本方歌诀】

养血安神墨旱莲，鸡血首乌皆为藤，二地合欢仙鹤草，滋阴养血心神疗。

【用法用量】

口服。一次5片，每日3次。

【不良反应】

本品对脾胃有一定的刺激性，所以应该在饭后服用。用药期间建议患者时刻关注自身的情况，如果感到不适，要尽快告诉医生。

【注意事项】

1. 儿童、妊娠期妇女、年老体弱者应该在医生指导下服用。
2. 糖尿病、高血压、心脏病、肝病、肾病等慢性病严重者应该在医生指导下服用。
3. 服药期间应该忌烟、酒及辛辣、油腻食物。
4. 服药期间要保持情绪乐观，切忌生气恼怒。
5. 脾胃功能较弱的人建议在饭后服用，以减轻药物对肠胃的刺激。

天 王 补 心 丸

天王补心丸，中成药，处方药，医保甲类。

【方剂组成】

茯苓、玄参、石昌蒲、党参、丹参、桔梗、制远志、当归、五味子、麦冬、天冬、柏子仁、炒酸枣仁、地黄、甘草、朱砂。

【本品性状】

为棕黑色的水蜜丸，褐黑色的小蜜丸或大蜜丸；气微香，味甜、微苦。

【方剂来源】

1. 宋代陈自明的《校注妇人良方》。
2. 明代洪基的《摄生秘剖》。

▶ 【方剂解读】

方中重用生地黄滋阴清热,生津除烦,为君药。天冬、麦冬、玄参助君药养阴清热,为臣药。当归、党参益气养血;酸枣仁、柏子仁养心安神;茯苓、志远交通心肾;五味子益气敛阴;丹参清心活血;朱砂镇心安神,兼顾其标,共为佐药。桔梗载药上行入心,为使药。诸药共用,奏滋阴养血、补心安神之功。

▶ 【作用功效】

滋阴养血,补心安神。

▶ 【适应病症】

用于心阴不足,心悸健忘,失眠多梦,大便干燥。

▶ 【本方歌诀】

补心丸用柏枣仁,二冬生地与归身,三参桔梗朱砂味,远志茯苓共养神。

▶ 【用法用量】

口服。水蜜丸一次 6 g,小蜜丸一次 9 g,大蜜丸一次 1 丸,每日 2 次。

▶ 【不良反应】

长期服用容易影响消化,导致消化不良,甚至腹胀,严重的有可能导致积滞化热,出现上火的情况。天王补心丹中含有朱砂,长期使用会给肝肾带来伤害。

▶ 【注意事项】

1. 本品处方中含朱砂,不宜过量久服,肝肾功能不全者慎用。
2. 服用前应除去蜡皮、塑料球壳;本品可嚼服,也可分份吞服。

 知识拓展

化裁方之间的鉴别

天王补心丸、柏子养心丸、孔圣枕中丹三方均有补心益肾、滋阴安神之功,均可治失眠健忘。天王补心丸长于滋阴清热,以治心为主,故主治阴虚内热之神志不安;柏子养心丸心肾两顾,清虚火之力逊于天王补心丸,故主治心肾两虚之神志不安而内热较轻者;孔圣枕中丹长于填肾精,交通心肾而益智,故主治肾精不足、心肾不交、神志不安。

解郁安神胶囊

解郁安神胶囊,中成药,处方药,非医保。

【方剂组成】

柴胡、大枣、郁金、炒栀子、姜半夏、炒白术、胆南星、茯苓、石菖蒲、制远志、百合、炒酸枣仁、龙齿、浮小麦、炙甘草、当归。

【本品性状】

为硬胶囊,内容物为棕色至棕褐色的粉末;气微,味苦、辛。

【方剂来源】

在逍遥散的基础上衍生而来。

【方剂解读】

方中柴胡、郁金疏肝解郁,调节情志,共为君药。酸枣仁养血安神,百合清心安神,共为臣药。栀子泻火除烦,远志交通心肾,石菖蒲化浊开窍,醒神健脑,白术健脾燥湿,以资化源,胆南星、半夏清热化痰,龙齿镇心安神,茯苓健脾宁心,当归调畅气血,浮小麦和中缓急、养心安神,共为佐药。炙甘草调和诸药,为使药。诸药合用,共奏疏肝解郁、安神定志之功。

【作用功效】

疏肝解郁,安神定志。

【适应病症】

用于情志不舒、肝郁气滞等精神刺激所致的心烦、焦虑、失眠、健忘,围绝经期综合征,神经官能症等。

【本方歌诀】

白术半柴菖蒲枣,浮麦远志胆甘草。百合郁金当龙齿,茯苓酸枣炒栀子。

【用法用量】

口服。一次4粒,每日2次。

【不良反应】

尚不明确。

【注意事项】

1. 少吃生冷及油腻难消化的食物。

2. 服药期间要保持情绪乐观，切忌生气恼怒。

3. 火郁证者不适用，主要表现为口苦咽干、面色红赤、心中烦热、胁胀不眠、大便秘结。

4. 糖尿病、高血压、心脏病、肝病、肾病等慢性病严重者应在医生指导下服用。

5. 本品不宜长期服用，服药 3 天症状无缓解，应去医院就诊。

刺五加片

刺五加片，中成药，OTC 甲类，医保乙类。

▶【方剂组成】

刺五加浸膏。

▶【本品性状】

为糖衣片或薄膜衣片，除去包衣后显棕褐色；味微苦、涩。

▶【方剂来源】

源于《神农本草经》。

▶【方剂解读】

刺五加片能增强机体非特异性抵抗力，减轻物理、化学和生物的各种有害刺激因素对机体的损害，并有抗疲劳作用；能增强大脑皮层兴奋与抑制作用，其兴奋作用较人参强，能提高脑力和体力劳动效率；能兴奋性腺，提高性功能；对垂体-肾上腺系统的功能有保护作用；能增强机体免疫功能，增强机体抗病能力；有抗炎、抗利尿作用；有降低血糖、调节血压和祛痰、镇咳作用；对肿瘤有一定抑制作用。

▶【作用功效】

益气健脾，补肾安神。

▶【适应病症】

用于脾肾阳虚，体虚乏力，食欲不振，腰膝酸痛，失眠多梦。

▶【本方歌诀】

刺五加苦温，补肾并安神，益气健脾胃，增强体虚人。

▶【用法用量】

口服。一次 2～3 片，每日 2 次。

▶【不良反应】

通常来说,刺五加片不会有任何的不良反应,但是如果是过敏体质的人,或者是服用过量,都会产生一些不良反应,比如身体过敏、失眠、抑郁、焦虑等。

▶【注意事项】

1. 忌不易消化食物。

2. 感冒发热患者不宜服用。

3. 糖尿病、高血压、心脏病、肝病、肾病等慢性病严重者应在医生指导下服用。

4. 儿童、孕妇、哺乳期妇女应在医生指导下服用。

5. 对本品过敏者禁用,过敏体质者慎用。

思考题

1. 简答安神中成药的含义。

2. 简述枣仁安神胶囊、百乐眠胶囊的组成、作用功效及适应病症。

3. 简述朱砂安神丸、安神补脑液的组成、作用功效及适应病症。

第十三章

祛痰止咳中成药

祛痰止咳中成药具有消除痰饮作用，主要用于痰饮咳嗽、胸脘痞闷、恶心呕吐、瘰疬痰核，具有祛湿化痰、渗湿和中、祛风化痰、清热化痰等作用。

本章主要学习清肺消炎丸、复方鲜竹沥液、牛黄蛇胆川贝液、清气化痰丸、二陈丸、橘红化痰丸、橘红痰咳液、强力枇杷露、川贝枇杷膏等常用祛痰止咳类中成药。

清肺消炎丸

清肺消炎丸，中成药，OTC甲类，医保乙类。

▶【方剂组成】

麻黄、石膏、地龙、牛蒡子、葶苈子、人工牛黄、炒苦杏仁、羚羊角。

【本品性状】

为灰棕色至棕色的水丸,或棕褐色的水蜜丸;气腥,味微辛、苦。

【方剂来源】

出自 2020 年版《中华人民共和国药典》。

【方剂解读】

方中石膏、地龙、葶苈子、牛黄、羚羊角粉清泄肺热,其中葶苈子、牛黄兼能化痰;麻黄、苦杏仁宣肺平喘;牛蒡子清热利咽。诸药合用,共奏清肺化痰、止咳平喘之功。

【作用功效】

清肺化痰,止咳平喘。

【适应病症】

用于痰热阻肺,咳嗽气喘,胸胁胀痛,吐痰黄稠;上呼吸道感染、急性支气管炎、慢性支气管炎急性发作及肺部感染见上述证候者。

【本方歌诀】

无。

【用法用量】

口服。周岁以内一次 10 丸,1～3 岁一次 20 丸,3～6 岁一次 30 丸,6～12 岁一次 40 丸,12 岁以上及成人一次 60 丸,每日 3 次。

【不良反应】

尚不明确。

【注意事项】

1. 忌烟、酒及辛辣、生冷、油腻食物。

2. 不宜在服药期间同时服用滋补性中药。

3. 禁用人群:对本品过敏者、妊娠期妇女禁用。

4. 慎用人群:高血压、心脏病患者,风寒表证引起的咳嗽、心功能不全者,过敏体质者慎用。

5. 支气管扩张、肺脓疡、肺心病、肺结核患者出现咳嗽时应去医院就诊。

6. 服药期间,若患者发热体温超过 38.5℃,或出现喘促气急,或咳嗽加重、痰量明显增多,应去医院就诊。

复方鲜竹沥液

复方鲜竹沥液,中成药,OTC 甲类,医保乙类。

【方剂组成】

鲜竹沥、鱼腥草、生半夏、生姜、枇杷叶、桔梗、薄荷素油。

【本品性状】

为黄棕色至棕色的液体;气香,味甜。

【方剂来源】

1. 梁朝陶弘景的《本草经集注》。
2. 唐代孙思邈的《千金翼方》。

【方剂解读】

方中鲜竹沥性味甘寒,具有清热豁痰之功,为君药。鱼腥草清热解毒,助鲜竹沥清解热毒之功;半夏、枇杷叶、桔梗燥湿化痰,润肺止咳,共为臣药。生姜为佐药,降气和胃。薄荷辛凉,透散热邪,为使药。诸药同用,共奏清热、化痰、止咳之功。

【作用功效】

清热,化痰,止咳。

【适应病症】

用于痰热咳嗽、痰黄黏稠。

【本方歌诀】

复方竹沥生姜夏,鱼腥桔薄与枇杷,清热化痰兼止咳,痰黄黏稠此药佳。

【用法用量】

口服。一次 20 mL,每日 2～3 次,儿童、年老体弱者酌情减量。本品含生半夏,应严格按用法用量服用,不宜过量或长期服用。

【不良反应】

本品可能引起腹泻、腹痛、恶心、呕吐等消化道不适,心率加快,胸闷以及皮疹、皮肤瘙痒等过敏反应。本品有个别诱发哮喘伴过敏性皮疹的报告。

【注意事项】

1. 忌烟、酒及辛辣、生冷、油腻食物。

2. 不宜在服药期间同时服用滋补性中药。

3. 风寒咳嗽者不适用。

4. 支气管扩张、肺脓疡、肺心病、肺结核患者出现咳嗽时应去医院就诊。

5. 糖尿病、高血压、心脏病、肝病、肾病等慢性病严重者应在医生指导下服用。

牛黄蛇胆川贝液

牛黄蛇胆川贝液,中成药,OTC 乙类,医保乙类。

【方剂组成】

人工牛黄、川贝母、蛇胆汁、薄荷脑。

【本品性状】

为淡黄色至棕黄色液体;味甜、微苦,有凉喉感。

【方剂来源】

出自 2020 年版《中华人民共和国药典》。

【方剂解读】

方中牛黄苦寒,善于清热化痰,为君药。川贝母甘凉润肺,化痰止咳,为臣药。蛇胆汁苦寒,清肺解毒,为佐药。薄荷芳香,祛风利咽,为使药。诸药相合,共奏清热、化痰、止咳之功。

【作用功效】

清热,化痰,止咳。

【适应病症】

用于热痰、燥痰咳嗽,症见:咳嗽、痰黄或干咳、咯痰不爽。

【本方歌诀】

无。

【用法用量】

口服。一次 10 mL,每日 3 次,小儿酌减或遵医嘱。

【不良反应】

尚不明确。

【注意事项】

1. 忌食辛辣、油腻食物。

2. 本品适用于痰热咳嗽,其表现为咳嗽痰多,或喉中有痰鸣,质黏厚,咯吐不爽。

3. 支气管扩张、肺脓疡、肺心病、肺结核患者应在医生指导下服用。

4. 服用1周病证无改善,应停止服用,去医院就诊。

清 气 化 痰 丸

清气化痰丸,中成药,OTC甲类,医保乙类。

【方剂组成】

酒黄芩、瓜蒌仁霜、半夏(制)、陈皮、胆南星、苦杏仁、枳实、茯苓。

【本品性状】

为灰黄色的水丸;气微,味苦。

【方剂来源】

源于明代吴昆的《医方考》。

【方剂解读】

方中黄芩清泻肺中实火,为君药。陈皮、枳实理气降逆,调畅气机,共为臣药。瓜蒌仁霜清热化痰;半夏、茯苓、胆南星燥湿化痰;苦杏仁化痰止咳,共为佐药。诸药合用,共奏清热化痰、降气止咳之功。

【作用功效】

清热化痰,降气止咳。

【适应病症】

用于痰热阻肺所致的肺热咳嗽,痰多黄稠,胸脘满闷。

【本方歌诀】

清气化痰杏蒌仁,胆星苓枳芩半陈,痰热结肺胸痞满,咳痰稠黄难咯宁。

【用法用量】

口服。一次6~9g,每日2次;小儿酌减。

【不良反应】

尚不明确。

【注意事项】

1. 忌食辛辣、油腻食物。

2. 不宜在服药期间同时服用滋补性中药。

3. 风寒咳嗽、痰湿阻肺者不适用。

4. 支气管扩张、肺脓疡、肺心病、肺结核患者应在医生指导下服用。

5. 高血压、肺脓疡、肺心病、肺结核患者出现咳嗽时应在医生指导下服用。

6. 服药期间,若患者出现高热,体温超过 38℃,或出现喘促气急,或咳嗽加重、痰量明显增多,应到医院就诊。

二　陈　丸

二陈丸,中成药,OTC 甲类,医保乙类。

▶ 【方剂组成】

陈皮、半夏(制)、茯苓、甘草。

▶ 【本品性状】

为灰棕色至黄棕色的水丸;气微香,味甘、微辛。

▶ 【方剂来源】

源于宋代的《太平惠民和剂局方》。

▶ 【方剂解读】

方中陈皮和半夏为君药,陈皮具有宽胸理气、化痰和胃等功效,常用于治疗咳嗽、痰多、痰湿呕吐等症状;半夏能燥湿化痰,且具有降逆止呕的作用,常用于痰湿不化或因寒痰过盛而引起的呕吐等症状。茯苓具有健脾、利湿、安神的功能,可用于治疗脾虚湿困引起的食少纳差等症状;甘草是补脾、益气的良药。由以上四味组成的二陈丸具有除湿化痰、调气和胃等功能,临床上常用二陈丸治疗因痰湿困脾所引起的胃气不舒、咳嗽痰盛、恶心呕吐等症状。

▶ 【作用功效】

燥湿化痰,理气和胃。

▶ 【适应病症】

用于痰湿停滞所致的咳嗽痰多、胸脘胀闷、恶心呕吐。

▶ 【本方歌诀】

二陈姜乌半夏陈,益以茯苓甘草成;理气和中兼燥湿,一切痰饮此方珍。

▶ 【用法用量】

口服。一次 9～15 g,每日 2 次。

▶ 【不良反应】

尚不明确。

▶ 【注意事项】

1. 忌烟、酒及辛辣、生冷、油腻食物。

2. 不宜在服药期间同时服用滋补性中药。

3. 肺阴虚所致的燥咳不适用。

4. 支气管扩张、肺脓疡、肺心病、肺结核患者出现咳嗽时应去医院就诊。

5. 糖尿病、高血压、心脏病、肝病、肾病等慢性病严重者应在医生指导下服用。

6. 服药期间,若患者发热体温超过 38.5 ℃,或出现喘促气急,或咳嗽加重、痰量明显增多,应去医院就诊。

橘 红 化 痰 丸

橘红化痰丸,中成药,处方药,非医保。

▶ 【方剂组成】

化橘红、锦灯笼、炒苦杏仁、川贝母、罂粟壳、五味子、白矾、甘草。

▶ 【本品性状】

为棕色的大蜜丸;味苦。

▶ 【方剂来源】

出自 2020 年版《中华人民共和国药典》。

▶ 【方剂解读】

化橘红消痰利气;锦灯笼清热解毒,利咽消痰;川贝母润肺化痰止咳;苦杏仁止咳化痰;罂粟壳、五味子敛肺止咳;白矾祛风痰;甘草调和药性。诸药合用,共奏敛肺化痰、止咳平喘之功。

▶ 【作用功效】

敛肺化痰,止咳平喘。

▶ 【适应病症】

用于肺气不敛,痰浊内阻,咳嗽,咳痰,喘促,胸膈满闷。

▶ 【本方歌诀】

无。

▶ 【用法用量】

口服。一次 1 丸（每丸重 9 g），每日 2 次。

▶ 【不良反应】

尚不明确。

▶ 【注意事项】

尚不明确。

橘 红 痰 咳 液

橘红痰咳液，中成药，OTC 甲类，医保乙类。

▶ 【方剂组成】

化橘红、蜜百部、茯苓、半夏（制）、白前、甘草、苦杏仁、五味子。

▶ 【本品性状】

为棕色的液体；气芳香，味甜、微苦。

▶ 【方剂来源】

源于宋代《太平惠民和剂局方》中的二陈汤。

▶ 【方剂解读】

橘红、半夏、茯苓、甘草具有理气燥湿化痰的作用，百部润肺止咳，苦杏仁、白前宣肺降气，化痰止咳，五味子益气敛收。

▶ 【作用功效】

理气化痰，润肺止咳。

▶ 【适应病症】

用于痰浊阻肺所致的咳嗽、气喘、痰多；感冒、支气管炎、咽喉炎见上述证候者。

▶ 【本方歌诀】

无。

▶ 【用法用量】

口服。一次 10～20 mL，每日 3 次。

▶ 【不良反应】

尚不明确。

▶ 【注意事项】

1. 忌烟、酒及辛辣、生冷、油腻食物。

2. 不宜在服药期间同时服用滋补性中药。

3. 支气管扩张、肺脓疡、肺心病、肺结核患者出现咳嗽时应去医院就诊。

4. 糖尿病、高血压、心脏病、肝病、肾病等慢性病严重者应在医生指导下服用。

5. 服药期间,若患者发热体温超过 38.5℃,或出现喘促气急,或咳嗽加重、痰量明显增多,应去医院就诊。

6. 对本品过敏者禁用,过敏体质者慎用。

强力枇杷露

强力枇杷露,中成药,OTC 甲类,医保甲类。

▶ 【方剂组成】

枇杷叶、罂粟壳、百部、白前、桑白皮、桔梗、薄荷脑。

▶ 【本品性状】

为棕色至深棕色的澄清液体;气香,味甜。

▶ 【方剂来源】

出自 2020 年版《中华人民共和国药典》。

▶ 【方剂解读】

方中枇杷叶苦降肺气,止咳祛痰,为君药。百部润肺止咳;白前降气化痰止咳;罂粟壳敛肺止咳,共为臣药。甘寒的桑白皮清降肺热,止咳平喘;薄荷脑疏风散热,共为佐药。桔梗宣肺祛痰止咳,且载药上行直达病所以助药力,为使药。诸药合用,共奏养阴敛肺、镇咳祛痰之功。

▶ 【作用功效】

养阴敛肺,镇咳祛痰。

▶ 【适应病症】

用于久咳劳嗽、支气管炎。

【本方歌诀】

强力枇杷露镇咳,罂粟薄荷脑白前,桔梗百部桑白皮,养阴敛肺又祛痰。

【用法用量】

口服。一次 15 mL,每日 3 次,小儿酌减。

【不良反应】

尚不明确。

【注意事项】

1. 忌烟、酒及辛辣、生冷、油腻食物。

2. 不宜在服药期间同时服用滋补性中药。

3. 支气管扩张、肺脓疡、肺心病、肺结核患者出现咳嗽时应去医院就诊。

4. 本品不宜长期服用,服药 3 天症状无缓解,应去医院就诊。

5. 对本品过敏者禁用,过敏体质者慎用。

川贝枇杷膏

川贝枇杷膏,中成药,OTC 乙类,医保乙类。

【方剂组成】

川贝母流浸膏、桔梗、枇杷叶、薄荷脑。

【本品性状】

为棕红色至棕色的半流体;气香,味甜、凉。

【方剂来源】

出自 2020 年版《中华人民共和国药典》。

【方剂解读】

方中川贝母味苦甘,性微寒,归肺、心经,功善清热化痰,润肺止咳,为君药。枇杷叶味苦能降,性寒能清,归肺、胃经,可降肺气而止咳,为臣药。桔梗辛散苦泄,化痰利咽,宣开肺气,为舟楫之品;薄荷脑芳香轻扬升浮,祛风利咽,二药共为佐使药。四药合用,有宣有降,共奏清热宣肺、化痰止咳之功。

【作用功效】

清热宣肺,化痰止咳。

▶【适应病症】

用于风热犯肺、内郁化火所致的咳嗽痰黄或咳痰不爽、咽喉肿痛、胸闷胀痛;感冒、支气管炎见上述证候者。

▶【本方歌诀】

无。

▶【用法用量】

口服。一次 10 mL,每日 3 次。

▶【不良反应】

尚不明确。

▶【注意事项】

1. 忌烟、酒及辛辣、生冷、油腻食物。

2. 不宜在服药期间同时服用滋补性中药。

3. 风寒感冒者不适用。

4. 支气管扩张、肺脓疡、肺心病、肺结核患者出现咳嗽时应去医院就诊。

5. 糖尿病、高血压、心脏病、肝病、肾病等慢性病严重者应在医生指导下服用。

6. 服药期间,若患者发热体温超过 38.5℃,或出现喘促气急,或咳嗽加重、痰量明显增多,应去医院就诊。

思考题

1. 简答祛痰止咳中成药的含义。

2. 简述二陈丸、橘红化痰丸的组成、作用功效及适应病症。

3. 简述川贝枇杷膏的组成、作用功效及适应病症。

第十四章

祛湿中成药

学习目标

1. 素质目标：领悟尊重生命、传承经典，树立高度的责任心，具备严谨求实的学习态度，促进中医药认知体系的构建，为推进健康中国建设贡献一份力量。

2. 知识目标：掌握祛湿中成药的含义及常用祛湿中成药的组成、歌诀、作用功效、适应病症等；熟悉常用祛湿中成药的用法用量及注意事项等；了解常用祛湿中成药的来源及解读。

3. 能力目标：具备分辨不同祛湿中成药的方剂组成、作用功效及适应病症的能力，以便更好地指导临床用药。

祛湿中成药具有清热、泻火、凉血、解毒等作用，用于内热、火毒、湿热、瘟疫等多种里热证。

本章主要学习四妙丸、六君子丸、参苓白术散、清热祛湿颗粒、藿香正气胶囊等常用祛湿类中成药。

四 妙 丸

四妙丸，中成药，处方药，医保甲类。

▶ 【方剂组成】

苍术、牛膝、盐黄柏、薏苡仁。

【本品性状】

为浅黄色至黄褐色的水丸;气微,味苦、涩。

【方剂来源】

源于清代张秉成的《成方便读》。

【方剂解读】

方中黄柏为君药,取其寒以胜热,苦以燥湿,且善除下焦之湿热。苍术苦温,健脾燥湿除痹,为臣药。牛膝活血通经络,补肝肾,强筋骨,且引药直达下焦,为佐药。薏苡仁独入阳明,祛湿热而利筋络。诸药合用,共奏清热利湿之功。

【作用功效】

清热利湿。

【适应病症】

用于湿热下注所致的痹病,症见:足膝红肿,筋骨疼痛。临床用于治疗湿疹、丹毒、湿热痹、慢性渗出性关节炎、小儿急性肾炎。

【本方歌诀】

四妙柏苍牛苡同,湿热痿证麻肿痛,脚气加槟瓜赤豆,腰膝五加草薢功。

【用法用量】

口服。一次 6 g,每日 2 次。

【不良反应】

尚不明确。

【注意事项】

1. 忌食酒、肥甘之品,阴虚者禁用。

2. 禁用人群:对本品及所含成分过敏者禁用。

3. 慎用人群:妊娠期妇女慎用。

4. 特殊人群:哺乳期妇女,肝、肾功能不全者,老人,儿童应用本品的安全性尚无参考资料。

六君子丸

六君子丸,中成药,OTC 甲类,医保乙类。

【方剂组成】

党参、麸炒白术、茯苓、姜半夏、陈皮、炙甘草。

【本品性状】

为浅黄色至棕褐色的水丸;味微苦。

【方剂来源】

源于宋代陈自明的《校注妇人良方》。

【方剂解读】

方中党参甘平,入脾肺经,补中益气,为君药。白术甘温,补气健脾;茯苓甘淡,健脾渗湿,共为臣药。半夏辛温而燥,善化湿痰,降逆和胃止呕。陈皮辛温苦燥,既可调畅气机、除胸脘痞闷,又能和胃降逆以止呕吐,同半夏合用,尚能燥湿化痰,是为佐药。炙甘草甘温,既可补中益气,又可调和诸药,用为使药。诸药合用,共奏补脾益气、燥湿化痰之功。

【作用功效】

补脾益气,燥湿化痰。

【适应病症】

用于脾胃虚弱,食量不多,气虚痰多,腹胀便溏。

【本方歌诀】

六君子汤参术苓,炙草姜枣半夏陈,脾胃气虚兼痰湿,益气健脾化痰灵。

【用法用量】

口服。一次 9 g,每日 2 次。

【不良反应】

尚不明确。

【注意事项】

1. 用药期间宜清淡饮食,忌辛辣、油腻食物。

2. 禁用人群:对本品过敏者、妊娠期妇女禁用。

3. 慎用人群：脾胃阴虚、胃痛者、痞满者、湿热泄泻者、痰热咳嗽者慎用。

4. 特殊人群：

（1）计划怀孕、妊娠期及哺乳期妇女请及时告知医生并咨询选择最佳治疗方案。

（2）儿童应在医生指导和成人监护下用药，请将此药品放在儿童不能接触的地方。

（3）老年人具体用药请咨询医生，不可随意自行用药。

 知识拓展

同 方

《世医得效方》六君子汤：本方由甘草、人参、茯苓、白术、煨肉豆蔻、煨诃子、大枣、生姜构成。功能益脾止泻。主治脏腑虚惧，心腹胀满，肠鸣泄泻，呕吐不止，饮食不进。

附 方

1. 乌蝎六君子汤（《古今名方》）由本方加全蝎、川乌构成。功能益气健脾，化痰止症。主治脾胃虚弱而致中风痰多，口眼歪斜，语言受阻。

2. 楂曲六君子汤（《古今名方》）由本方加神曲、山楂、麦芽构成。功能健脾益气、破痰消食。主治脾虚，食后困倦、思睡。

3. 归芍六君汤（《古今名方》）由本方加白芍、当归构成。功能健脾养血，益气调肝。主治肝脾同病，气血不足，症见：身体虚脱、胸闷、食量减少、少寐、胁痛等。

参苓白术散

参苓白术散，中成药，双跨药，医保甲类。

▶【方剂组成】

白扁豆(炒)、白术(炒)、茯苓、甘草、桔梗、莲子、人参、砂仁、山药、薏苡仁(炒)。

▶【本品性状】

为黄色至灰黄色的粉末；气香，味甜。

▶【方剂来源】

1. 宋代的《太平惠民和剂局方》。

2. 明代万金的《片玉痘疹》。

3. 清代周震的《幼科指南》。

【方剂解读】

方中人参甘苦微温,入脾肺二经,善补脾肺之气;白术甘温而性燥,既可益气补虚,又能健脾燥湿;茯苓甘淡,为利水渗湿、健脾助运之要药,三药合用,益气健脾,共为君药。山药甘平,补脾胃而益肺肾,莲子甘平而涩,既能补益脾胃,又可涩肠止泻,二药助人参、白术以健脾益气,兼以厚肠止泻;扁豆甘平微温,补脾化湿,薏苡仁甘淡微寒,健脾利湿,二药助白术、茯苓以健脾助运,渗湿止泻,四药共为臣药。砂仁芳香辛温,化湿醒脾,行气和胃;桔梗辛苦而平,可开提肺气,宣肺化痰止咳,共为佐药。炙甘草益气和中,润肺止咳,调和诸药,为使药。诸药配伍,共奏补脾胃、益肺气之功。

【作用功效】

补脾胃,益肺气。

【适应病症】

用于脾胃虚弱,食少便溏,气短咳嗽,肢倦乏力。

1. 泄泻:脾胃气虚、运化失常所致,症见:大便溏泻,饮食不消,或大便次数增多,或大便稀薄,脘腹胀痛,纳食减少,面色萎黄,肢倦乏力,舌淡苔白腻,脉濡而弱;肠易激综合征、胃肠功能紊乱、慢性结肠炎、消化不良见上述证候者。

2. 纳呆:脾胃气虚,升降失司所致,症见:厌食或拒食,纳呆腹胀,面色萎黄,乏力,自汗,精神欠佳,肌肉不实,或形体羸瘦,大便溏薄,舌淡苔腻,脉无力;小儿厌食症、消化不良、神经性厌食见上述证候者。

3. 咳嗽:脾肺气虚,夹湿生痰所致,症见:咳嗽,气短,痰白量多,咳声重浊,因痰而嗽,痰出咳平,进甘甜腻食物加重,胸脘痞闷,呕恶食少,体倦乏力,大便时溏,舌苔白腻,脉濡滑;急慢性支气管炎、慢性咽炎、部分支气管哮喘、肺气肿、慢性肺心病、老年慢性呼吸道感染见上述证候者。

4. 还可用于治疗艾滋病相关性腹泻、慢性分泌性中耳炎,用于减轻胃肠型高原反应、减轻治疗肺疾病过程中的肝功能损害和胃肠道不良反应,还可配合捏脊法促进早产儿生长发育。

【本方歌诀】

参苓白术草扁梗,山陈莲枣砂苡仁,脾胃气虚湿气滞,补气健脾渗湿灵。

【用法用量】

口服。一次 6～9 g,每日 2～3 次。

【不良反应】

尚不明确。

【注意事项】

1. 服药期间忌食荤腥油腻等不易消化食物。

2. 不宜喝茶和食用萝卜,以免影响药效。

3. 不宜同时服用藜芦、五灵脂、皂荚或其制剂;不宜和感冒类药同时服用。

4. 用药期间忌恼怒、忧郁、劳累过度,保持心情舒畅。

5. 禁用人群:泄泻兼有大便不通畅、肛门有下坠感者忌服;对本品过敏者禁用。

6. 慎用人群:过敏体质者,妊娠期妇女,湿热内蕴所致泄泻、厌食、水肿及痰火咳嗽者慎用。

清热祛湿颗粒

清热祛湿颗粒,中成药,OTC乙类,非医保。

【方剂组成】

党参、茵陈、岗梅根、黄芪、苍术、野菊花、陈皮。

【本品性状】

为棕黄色的颗粒;味甜。

【方剂来源】

出自 2020 年版《中华人民共和国药典》。

【方剂解读】

党参味甘,性平,有补中益气、止渴、健脾益肺、养血生津之效,用于脾肺气虚、食少倦怠、咳嗽虚喘、气血不足、面色萎黄、心悸气短、津伤口渴、内热消渴等症。茵陈清湿热,退黄疸。岗梅根清热,生津,活血,解毒。黄芪增强机体免疫,保肝,利尿,抗衰老,降压。苍术燥湿健脾,祛风散寒,明目。野菊花清热解毒,消肿。陈皮理气降逆,调中开胃,燥湿化痰。诸药合用,共奏清热祛湿、益气生津之功。

【作用功效】

清热祛湿,益气生津。

【适应病症】

用于暑湿病邪引起的四肢疲倦,食欲不振,身热口干。

【本方歌诀】

无。

【用法用量】

口服。一次 10 g,每日 2～3 次。

【不良反应】

尚不明确。

【注意事项】

1. 饮食宜清淡,忌食辛辣、生冷、油腻食物。

2. 不宜在服药期间同时服用滋补性中药。

3. 禁用人群:糖尿病患者、对本品过敏者禁用。

4. 慎用人群:过敏体质者慎用。

5. 特殊人群:

(1) 计划怀孕、妊娠期及哺乳期妇女请及时告知医生并咨询选择最佳治疗方案。

(2) 儿童用药须在医生指导和成人监护下进行,请将此药品放在儿童不能接触的地方。

(3) 老年人具体用药请咨询医生,不可随意自行用药。

(4) 糖尿病、高血压、心脏病、肝病、肾病等慢性病严重者应在医生指导下用药。

藿香正气胶囊

藿香正气胶囊,中成药,双跨药,医保甲类。

【方剂组成】

广藿香、白术(炒)、厚朴(姜制)、法半夏、紫苏叶、白芷、陈皮、茯苓、桔梗、甘草、大枣、大腹皮、生姜。

【本品性状】

为胶囊剂,内容物为棕色至棕褐色的粉末及颗粒;气香,味甜,微苦。

【方剂来源】

1. 唐代孙思邈的《千金翼方》。

2. 宋代的《太平惠民和剂局方》。

3. 近代沈麟的《温热经解》。

【方剂解读】

方中藿香味辛,性微温,既可解表散风寒,又芳香化湿浊,且辟秽和中,升清降浊,为君药。紫苏、白芷二药辛温发散,助藿香外散风寒,芳化湿浊,为臣药。厚朴、大腹皮行气燥湿,除满消胀;半夏、陈皮燥温和胃,降逆止呕;苍术、茯苓燥湿健脾,和中止泻,共为佐药。甘草调和脾胃与药性,为使药。诸药相合,共奏解表化湿、理气和中之功。

▶ 【作用功效】

解表化湿,理气和中。

▶ 【适应病症】

用于外感风寒,内伤湿滞,头痛昏重,胸膈痞闷,脘腹胀痛,呕吐泄泻。

1. 外感风寒、内伤湿滞所致的恶寒发热,头疼困重疼痛,胸脘满闷,恶心纳呆,舌质淡红,舌苔白腻,脉浮缓;胃肠型感冒见上述证候者。

2. 湿阻中焦所致的呕吐,脘腹胀痛,伴发热恶寒,周身酸困,头身疼痛;胃肠型感冒见上述证候者。

3. 湿阻气机所致的泄泻暴作,便下清稀,肠鸣,腹痛,脘闷,纳呆,伴见恶寒发热,周身酸楚;胃肠型感冒见上述证候者。

4. 外感暑湿、气机受阻所致的突然恶寒发热,头晕昏沉,胸脘满闷,恶心欲呕,甚则昏仆,舌苔白厚腻。

▶ 【本方歌诀】

藿香正气苓术苏,芷桔腹甘半陈朴,外寒内湿恶呕泻,头脘腹痛恶寒热。

▶ 【用法用量】

口服。一次 4 粒,每日 2 次。

▶ 【不良反应】

尚不明确。

▶ 【注意事项】

1. 宜清淡饮食,忌辛辣、油腻食物。

2. 不宜在服药期间同时服滋补性中药。

3. 禁用人群:过敏体质者、酒精过敏者禁用。

4. 慎用人群:过敏体质者、风热感冒者、妊娠期妇女、脾胃虚寒者慎用。

5. 特殊人群:

(1) 计划怀孕、妊娠期及哺乳期妇女请及时告知医生并咨询选择最佳治疗方案。

(2) 儿童应在医生指导和成人监护下用药,请将此药品放在儿童不能接触的地方。

(3) 糖尿病、高血压、心脏病、肝病、肾病等慢性病严重者应在医生指导下用药。

🔊 思考题

1. 简答祛湿中成药的含义。

2. 简述四妙丸、六君子丸的组成、作用功效及适应病症。

第十五章

开窍中成药

开窍中成药是具有醒神开窍作用，以治疗神魂窍闭证为主的中成药，能够用来治疗热病神昏等病证。患有失眠、精神焦虑、抑郁等病证的人群也可以在医生的指导下适当应用此类药物，帮助改善头脑昏沉，控制病情稳定。

本章主要学习安宫牛黄丸、牛黄清心丸、紫雪散、清开灵注射液、苏合香丸等常用开窍类中成药。

安宫牛黄丸

安宫牛黄丸，中成药，处方药，医保甲类。

▶【方剂组成】

牛黄、水牛角浓缩粉、麝香或人工麝香、珍珠、朱砂、雄黄、黄连、黄芩、栀子、郁金、冰片。

▶ 【本品性状】

为黄橙色至红褐色的大蜜丸,或为包金衣的大蜜丸,除去金衣后显黄橙色至红褐色;气芳香浓郁,味微苦。

▶ 【方剂来源】

源于清代吴塘的《温病条辨》。

▶ 【方剂解读】

方中牛黄清心凉肝,豁痰开窍,熄风止痉;水牛角清营凉血,解毒定惊;麝香芳香开窍,通络醒神,共为君药。黄连、黄芩、栀子清热泻火解毒,雄黄解毒豁痰,共为臣药。冰片、郁金通窍醒神,化浊开郁;朱砂、珍珠镇心安神,定惊止搐,共为佐药。诸药合用,共奏清热解毒、镇惊开窍之功。

▶ 【作用功效】

清热解毒,镇惊开窍。

▶ 【适应病症】

用于治疗神昏、中风、惊风、颅脑损伤、重型肝炎、肺性脑病所致的高热神昏。

1. 神昏:风温、春温、暑温疫毒,燔灼营血,内陷心包,风动痰生,上蒙清窍所致,症见:高热烦躁,神昏谵语,喉间痰鸣,痉厥抽搐,斑疹吐衄,舌绛苔焦,脉细数;流行性脑脊髓膜炎、乙型脑炎、中毒性脑病、败血症见上述证候者。

2. 中风:痰火内盛,肝阳化风,风阳挟痰,上扰神明所致,症见:突然昏迷,不省人事,两拳握固,牙关紧闭,面赤气粗,口舌歪斜,喉间痰声漉漉,舌质红,苔黄腻,脉弦滑而数;脑梗死、脑出血见上述证候者。

3. 惊风:小儿外感热病,热极生风,兼痰热内盛,闭塞神明所致,症见:高热烦躁,头痛,咳嗽,喉间痰鸣,神昏谵妄,惊厥抽搐,舌红绛,苔焦黄,脉弦数者;流行性脑脊髓膜炎、乙型脑炎见上述证候者。

▶ 【本方歌诀】

安宫牛黄通窍方,芩连栀郁朱雄黄;犀角真珠冰麝箔,热闭心包作用良。

▶ 【用法用量】

口服。一次 2 丸(每丸 1.5 g)或 1 丸(每丸 3 g),每日 1 次。

▶ 【不良反应】

有文献报道不当使用本品致体温过低,亦有个别患者引起过敏反应。

▶ 【注意事项】

1. 本品为热闭神昏所设,寒闭神昏不得使用。

2. 本品处方中含麝香,芳香走窜,有损胎气,妊娠期妇女慎用。

3. 服药期间饮食宜清淡,忌食辛辣油腻之品,以免助火生痰。

4. 本品处方中含朱砂、雄黄,不宜过量久服,肝肾功能不全者慎用。

5. 在治疗过程中如出现肢寒畏冷,面色苍白,冷汗不止,脉微欲绝,由闭证变为脱证时,应立即停药。

6. 高热神昏、中风昏迷等口服本品困难者,当鼻饲给药。

7. 妊娠期及哺乳期妇女、儿童、老年人使用本品应遵医嘱。

8. 过敏体质者慎用。

9. 服用前应除去蜡皮、塑料球壳及玻璃纸;本品不可整丸吞服。

牛 黄 清 心 丸

牛黄清心丸,中成药,处方药,医保乙类。

▶【方剂组成】

牛黄、川芎、甘草、山药、黄芩、炒苦杏仁、大豆黄卷、大枣、茯苓、防风、六神曲(炒)、肉桂、麦冬、白蔹、蒲黄(炒)、冰片、朱砂、雄黄、羚羊角、麝香或人工麝香、人参、炒白术、当归、白芍、柴胡、干姜、阿胶、桔梗、水牛角浓缩粉。

▶【本品性状】

为红褐色的大蜜丸或水丸;气芳香,味微甜。

▶【方剂来源】

源于东汉张仲景的《伤寒杂病论·金匮要略》。

▶【方剂解读】

方中牛黄、羚羊角、水牛角清心解毒、豁痰开窍、平降肝阳、熄风定惊;黄芩、白蔹、大豆黄卷清热泻火,利湿解毒;苦杏仁、桔梗宣降肺气;防风、柴胡疏风通络,疏肝解郁;麝香、冰片芳香辟秽,开窍醒脑;朱砂清热镇心安神;雄黄清热豁痰解毒;川芎、蒲黄活血止血;人参、白术、茯苓、山药、甘草、大枣补气健脾,以资化源;当归、白芍、阿胶、麦冬养血滋阴;干姜、六神曲温中和胃消食;肉桂温阳,引火归原。诸药相合,共奏清心化痰、镇惊熄风之功。

▶【作用功效】

清心化痰,镇惊熄风。

【适应病症】

用于风痰阻窍所致的头晕目眩、痰涎壅盛、意识混乱、言语不清及惊风抽搐、癫痫。

【本方歌诀】

牛黄清心朱菖连，山栀郁金蜜和圆；清热解毒又开窍，中风惊厥急救先。

【用法用量】

口服。大蜜丸一次 1 丸，水丸一次 1.6 g，每日 1 次。

【不良反应】

文献报道，服用本品后可能出现小脑共济失调。

【注意事项】

1. 本品含白蔹，避免与含乌头、附子的中成药合用。

2. 本品含人参，不宜与含五灵脂的中成药同用，不宜饮浓茶和食萝卜。

3. 本品含肉桂，不宜与含赤石脂的中成药同用。

4. 妊娠期妇女、运动员慎用。

紫　雪　散

紫雪散，中成药，处方药，医保甲类。

【方剂组成】

石膏、北寒水石、滑石、磁石、玄参、木香、沉香、升麻、甘草、丁香、芒硝（制）、硝石（精制）、水牛角浓缩粉、羚羊角、人工麝香、朱砂。

【本品性状】

为棕红色至灰棕色的粉末；气芳香，味咸、微苦。

【方剂来源】

源于宋代的《太平惠民和剂局方》。

【方剂解读】

方中石膏、北寒水石、滑石大寒清热泻火，除烦止渴；水牛角清心凉血，解毒安神；羚羊角凉肝熄风止痉；麝香芳香开窍，共为君药。玄参、升麻、甘草清热解毒，玄参并能养阴生津；朱砂、磁石重镇安神；木香、丁香、沉香宣通气机；芒硝、硝石泻热通便，共为臣药。诸药合用，共奏清热解毒、止痉开窍之功。

【作用功效】

清热解毒,止痉开窍。

【适应病症】

用于热入心包、热动肝风证,症见:高热烦躁、神昏谵语、惊风抽搐、斑疹吐衄、尿赤便秘。

【本方歌诀】

紫雪羚牛朱朴硝,硝磁寒水滑石膏;丁沉木麝升玄草,不用赤金法亦超。

【用法用量】

口服。一次 1.5~3 g,每日 2 次;周岁小儿一次 0.3 g,5 岁以内小儿每增一岁递增 0.3 g,每日 1 次;5 岁以上小儿酌情服用。

【不良反应】

主要是大汗、呕吐、肢体冷、气促等,但是比较少见。服用药物过量会伤元气和耗阴。

【注意事项】

1. 本品含朱砂,不宜过量久服。肝肾功能不全者慎用。

2. 运动员慎用。妊娠期妇女不可以服用紫雪散。

3. 重症患者第一次加倍服用。

4. 本品久置后有少量可摇散的沉淀,摇匀后使用。

清开灵注射液

清开灵注射液,中成药,处方药,医保甲类。

【方剂组成】

胆酸、珍珠母(粉)、猪去氧胆酸、栀子、水牛角(粉)、板蓝根、黄芩苷、金银花。

【本品性状】

为棕黄色或棕红色的澄明液体。

【方剂来源】

源于清代吴瑭《温病条辨》中的安宫牛黄丸,在此基础上研制成复方制剂。

【方剂解读】

方中胆酸、水牛角、珍珠母清热解毒,镇静安神;栀子清泄三焦之火;板蓝根、金银花、黄芩清热解毒,消痈散结。全方共奏清热解毒、镇静安神之功。

▶【作用功效】

清热解毒,镇静安神。

▶【适应病症】

用于热病,神昏,中风偏瘫,神志不清;急性肝炎、上呼吸道感染、肺炎、脑血栓形成、脑出血见上述证候者。

▶【本方歌诀】

无。

▶【用法用量】

肌内注射,每日 2～4 mL。重症患者静脉滴注,每日 20～40 mL,以 10%葡萄糖注射液 200 mL 或氯化钠注射液 100 mL 稀释后使用。

▶【不良反应】

本品偶有过敏反应,可见皮疹、面红、局部疼痛等。

▶【注意事项】

1. 过敏体质者、妊娠期妇女慎用。

2. 有表证恶寒发热者慎用。

3. 合并有心脑血管、肝、肾和造血系统等严重原发性疾病者请咨询医生是否可使用本品。

4. 本品如产生沉淀或混浊时不得使用。如经 10%葡萄糖或生理盐水注射液稀释后,出现混浊亦不得使用。

知识拓展

到目前为止,已确认清开灵注射液不能与以下药物配伍使用。

1. 氨基糖苷类:丁胺卡那、卡那霉素、硫酸庆大霉素;

2. 青霉素类及头孢菌素类:青霉素 G 钾、头孢噻肟、头孢曲松;

3. 喹诺酮类:诺氟环丙沙星、氧氟沙星、洛美沙星、氟罗沙星;

4. 林可霉素、小诺新霉素、乳糖酸红霉素、阿奇霉素、肾上腺素、阿拉明、多巴胺、山梗菜碱、硫酸美芬丁胺、维生素 B_6、葡萄糖酸钙、盐酸川芎嗪注射液。

苏合香丸

苏合香丸,中成药,处方药,医保甲类。

【方剂组成】

苏合香、安息香、冰片、水牛角浓缩粉、人工麝香、檀香、沉香、丁香、香附、木香、乳香(制)、荜茇、白术、诃子肉、朱砂。

【本品性状】

为赭红色的水蜜丸,赭色的大蜜丸;气芳香,味微苦、辛。

【方剂来源】

1. 宋代的《太平惠民和剂局方》。
2. 元代危亦林的《世医得效方》。
3. 明代王肯堂的《证治准绳·杂病》。

【方剂解读】

方中苏合香、安息香、人工麝香、冰片芳香走窜,开窍醒神,共为君药。沉香、檀香行气止痛,散寒化浊;木香、香附理气解郁,和胃止痛;乳香活血定痛;丁香、荜茇温中降逆,散寒止痛,共为臣药。白术燥湿化浊;朱砂镇静安神;水牛角浓缩粉凉血清心;诃子肉温涩敛气,可防诸药辛散太过,耗伤正气,共为佐药。全方配伍,共奏芳香开窍、行气止痛之功。

【作用功效】

芳香开窍,行气止痛。

【适应病症】

用于痰迷心窍所致的痰厥昏迷、中风偏瘫、肢体不利,以及中暑、心胃气痛。

【本方歌诀】

苏合香丸麝息香,木丁熏陆气同芳;犀冰白术沉香附,衣用朱砂中恶尝。

【用法用量】

口服。大蜜丸一次 1 丸,水蜜丸一次 2.5 g,每日 1～2 次。

【不良反应】

本品可引起过敏性皮疹。

▶ 【注意事项】

1. 运动员慎用。

2. 服用前应除去蜡皮、塑料球壳及玻璃纸;本品可嚼服,也可分份吞服。

🔶 思考题

1. 简答开窍中成药的含义。

2. 简述安宫牛黄丸、牛黄清心丸、清开灵注射液的组成、作用功效及适应病症。

第十六章

收涩中成药

学习目标

1. 素质目标：领悟尊重生命、传承经典，树立高度的责任心，具备严谨求实的学习态度，促进中医药认知体系的构建，为推进健康中国建设贡献一份力量。

2. 知识目标：掌握收涩中成药的含义及常用收涩中成药的组成、歌诀、作用功效、适应病症等；熟悉常用收涩中成药的用法用量及注意事项等；了解常用收涩中成药的来源及解读。

3. 能力目标：具备分辨不同收涩中成药的方剂组成、作用功效及适应病症的能力，以便更好地指导临床用药。

收涩中成药是指以收敛固涩药材为主组成，具有收敛固涩作用，用于治疗气、血、精、津滑脱散失之证的中成药。收涩中成药具有敛汗、固脱、涩精、止遗、止泻、止带等作用，适用于自汗盗汗、久咳不止、久泻不止、遗精遗尿、崩漏带下等证。

本章主要学习泻痢固肠丸、金锁固精丸、宫血宁胶囊、四神丸、固本益肠片、玉屏风颗粒等常用收敛固涩类中成药。

泻痢固肠丸

泻痢固肠丸，中成药，处方药，医保甲类。

▶ 【方剂组成】

人参、白术（麸炒）、茯苓、甘草、陈皮、肉豆蔻（煨）、白芍、罂粟壳、诃子肉。

▶ 【本品性状】

为深黄色的水丸;味涩、微苦。

▶ 【方剂来源】

由宋代《太平惠民和剂局方》中的真人养脏汤去当归加茯苓,药量稍事调整而成。

▶ 【方剂解读】

方中重用罂粟壳配诃子、肉豆蔻收敛固肠,止泻痢而温中;党参、白术益气健脾、化湿止泻;茯苓健脾渗湿止泻;白芍柔肝缓急止痛而敛阴;陈皮、木香理气和胃;甘草健脾和胃,调和诸药。诸药合用,共奏健脾固肠之功。

▶ 【作用功效】

健脾固肠。

▶ 【适应病症】

用于久痢久泻脱肛,腹胀腹痛,脾胃虚弱。

▶ 【本方歌诀】

无。

▶ 【用法用量】

口服。一次 6~9 g,每日 2 次。

▶ 【不良反应】

尚不明确。

▶ 【注意事项】

1. 本品含罂粟壳,长期服用可能会产生依赖性,应在医生指导下服用。

2. 服用本品时不宜与其他含罂粟壳、盐酸吗啡、磷酸可待因、盐酸罂粟碱等易产生依赖性的产品同时服用。

3. 服用本品时忌食生冷、油腻食物。

4. 运动员慎用。

金 锁 固 精 丸

金锁固精丸,中成药,处方药,医保乙类。

▶ 【方剂组成】

沙苑子(炒)、芡实(蒸)、莲须、龙骨(煅)、牡蛎(煅)、莲子。

【本品性状】

为黑色的包衣浓缩丸,除去包衣后显棕黑色;味微甘、苦。

【方剂来源】

源于清代汪昂的《医方集解》。

【方剂解读】

方中沙苑子味甘咸性温,为补益肝肾、固精要药,为君药。芡实固肾涩精,健脾收涩;莲须固肾涩精;莲子益肾固精,健脾止泻,三药增强君药固肾涩精之效,共为臣药。龙骨、牡蛎相须为用,收敛固涩而止遗泄,为佐药。诸药合用,共奏固精涩精之功。

【作用功效】

固精涩精。

【适应病症】

用于肾虚不固,遗精滑泄,神疲乏力,四肢酸软,腰痛耳鸣。

【本方歌诀】

金锁固精芡莲须,龙骨蒺藜牡蛎需,莲粉糊丸盐汤下,涩精秘气滑遗无。

【用法用量】

空腹用淡盐水或温开水送服,一次 15 丸,每日 3 次。

【不良反应】

尚不明确。

【注意事项】

1. 肝经湿热、下注或阴虚火旺而致遗精者不宜使用。

2. 感冒发热勿服。

宫血宁胶囊

宫血宁胶囊,中成药,处方药,医保甲类。

【方剂组成】

重楼。

【本品性状】

为硬胶囊,内容物为浅黄棕色至灰棕色的粉末;味苦。

▶ 【方剂来源】

出自 2020 年版《中华人民共和国药典》。

▶ 【方剂解读】

现代药理研究认为重楼皂苷具有凉血止血、清热除湿、化瘀止痛、清热解毒、消炎止痛、止血等作用,自 1984 年通过鉴定以来被国内医家广泛应用。

▶ 【作用功效】

清热除湿,化瘀止痛,凉血止血。

▶ 【适应病症】

用于崩漏下血,月经过多,产后或流产后宫缩不良出血及子宫功能性出血属血热妄行证者,以及慢性盆腔炎之湿热瘀结所致的少腹痛、腰骶痛、带下增多。

▶ 【本方歌诀】

无。

▶ 【用法用量】

月经过多或子宫出血期:口服,一次 1～2 粒,每日 3 次,血止停服。慢性盆腔炎:口服,一次 2 粒,每日 3 次,4 周为 1 个疗程。

▶ 【不良反应】

尚不明确。

▶ 【注意事项】

1. 妊娠期妇女禁用。

2. 胃肠道疾病患者慎用或减量服用。

四 神 丸

四神丸,中成药,处方药,医保甲类。

▶ 【方剂组成】

肉豆蔻(煨)、补骨脂(盐炒)、五味子(醋制)、吴茱萸(制)、大枣(去核)。

▶ 【本品性状】

为浅褐色至褐色的水丸;气微香,味苦、咸而带酸、辛。

【方剂来源】

1. 明代王肯堂的《证治准绳》。
2. 清代吴谦的《医宗金鉴》。

【方剂解读】

方中补骨脂大温,补肾阳以温脾土、治肾泄,为君药。肉豆蔻温脾暖胃,涩肠止泻;吴茱萸辛苦大热,温脾肾以散阴寒,配合君药温肾暖脾,固涩止泻,为臣药。五味子酸温,固肾益气,涩肠止泻,大枣补脾养胃,共为佐药。诸药合用,共奏温肾散寒、涩肠止泻之功。

【作用功效】

温肾散寒,涩肠止泻。

【适应病症】

用于肾阳不足所致的泄泻,症见:肠鸣腹胀、五更溏泄、食少不化、久泻不止、面黄肢冷。

【本方歌诀】

四神故纸吴茱萸,肉蔻五味四般须,大枣百枚姜八两,五更肾泻火衰扶。

【用法用量】

口服。一次 9 g,每日 1～2 次。

【不良反应】

尚不明确。

【注意事项】

1. 忌食生冷、油腻食物。
2. 湿热泄泻者、过敏体质者慎用。

固本益肠片

固本益肠片,中成药,OTC 甲类,医保乙类。

【方剂组成】

党参、麸炒白术、补骨脂、麸炒山药、黄芪、炮姜、酒当归、炒白芍、醋延胡索、煨木香、地榆炭、煅赤石脂、儿茶、炙甘草。

【本品性状】

为棕色片或薄膜片,除去包衣后显棕色;气微香,味微苦。

【方剂来源】

出自 2020 年版《中华人民共和国药典》。

【方剂解读】

方中黄芪、党参、白术、山药、炙甘草健脾补气,以固其本,且黄芪可补气升提,防止久泻滑脱,白术健脾燥湿,利水止泻,山药健脾滋肾,兼能固涩,以上均为君药。补骨脂温补肾阳,收涩止泻;炮姜温中散寒,振奋脾阳,善治虚寒便血,以上均为臣药。当归、白芍补血养血,而白芍协同延胡索可缓解肠胃痉挛疼痛;煨木香辛散温通,疏通脾胃气滞,消胀除满,且能健胃消食,促进食欲;赤石脂涩肠止泻,地榆炭、儿茶合用,固涩作用更强,并对久泻久痢所致的大便带血有独特功效。

【作用功效】

健脾温肾,涩肠止泻。

【适应病症】

用于脾肾阳虚所致的泄泻,症见:腹痛绵绵、大便清稀或有黏液及黏液血便、食少腹胀、腰酸乏力、形寒肢冷、舌淡苔白、脉虚;慢性肠炎见上述证候者。

【本方歌诀】

无。

【用法用量】

口服。一次小片 8 片,大片 4 片,每日 3 次。

【不良反应】

尚不明确。

【注意事项】

1. 服药期间忌食生冷、辛辣、油腻食物。

2. 服药 3 天症状未改善,或症状加重,或出现新的症状者,应立即停药并去医院就诊。

3. 有慢性结肠炎、溃疡性结肠炎便脓血等慢性病史者,患泄泻后应在医生指导下使用。

4. 湿热下痢非本方所宜。

5. 对本品过敏者禁用,过敏体质者慎用。

玉屏风颗粒

玉屏风颗粒,中成药,OTC 甲类,医保甲类。

【方剂组成】

黄芪、防风、白术(炒)。

【本品性状】

为浅黄色至棕红色的颗粒;味涩而后甘。

【方剂来源】

源于元代朱震亨的《丹溪心法》,又名玉屏风散。

【方剂解读】

方中黄芪为君药,益气固表。白术为臣药,健脾益气,助黄芪以加强益气固表之功。防风走表祛风并御风邪,为佐使药。全方补中有散,散中有补,奏益气固表、祛邪止汗之功。

【作用功效】

益气固表,祛邪止汗。

【适应病症】

用于表虚不固,自汗恶风,面色㿠白,或体虚易感风邪者。

【本方歌诀】

玉屏风散倍白术,芪防等份大枣伍,表虚气弱汗恶风,神疲乏力动汗出。

【用法用量】

开水冲服,一次 5 g,每日 3 次。

【不良反应】

尚不明确。

【注意事项】

1. 本品忌油腻食物。

2. 本品宜饭前服用。

3. 按照用法用量服用,小儿,妊娠期妇女,高血压、糖尿病患者应在医生指导下服用。

4. 服药 2 周或服药期间症状无明显改善,或症状加重者,应立即停药并去医院就诊。

5. 对本品过敏者禁用,过敏体质者慎用。

思考题

1. 简答收涩中成药的含义。
2. 简述四神丸、玉屏风颗粒的组成、作用功效及适应病症。

第十七章

消导中成药

消导中成药是以消食健脾或化积导滞，治疗食积停滞为主要作用的中药制剂。本类部分中成药有一定的致泻作用，不宜久用；食欲不振属体虚无实者不宜使用；服药期间忌食辛辣、生冷、油腻及不易消化的食物。对脾胃素来虚弱或积滞日久者，须攻补兼施，以免耗伤正气。

本章主要学习保和丸、王氏保赤丸、枳实导滞丸、沉香化滞丸、健脾丸、健胃消食片、槟榔四消丸（水丸）、枳术丸等常用消导类中成药。

保 和 丸

保和丸,中成药,OTC 甲类,医保甲类。

【方剂组成】

焦山楂、六神曲(炒)、半夏(制)、茯苓、陈皮、连翘、炒莱菔子、炒麦芽。

【本品性状】

为棕色至褐色的小蜜丸或大蜜丸;气微香,味微酸、涩、甜。

【方剂来源】

源于元代朱震亨的《丹溪心法》。

【方剂解读】

山楂消饮食积滞,尤善消肉食油腻之积,为君药。六神曲、莱菔子芽健脾和胃、理气消食,共为臣药。陈皮燥湿健脾,行气和胃,化痰止呕;茯苓利湿健脾,和中止泻;连翘清热散结,去积滞之热,四药为佐药。诸药合用,共奏消食、导滞、和胃之功。

【作用功效】

消食,导滞,和胃。

【适应病症】

用于食积停滞,脘腹胀满,嗳腐吞酸,不欲饮食。也用于消化不良,小儿厌食。本方药力较轻,适用于积滞较轻的病证,临床可治疗急慢性胃炎、急慢性肠炎、消化不良、婴幼儿腹泻等属食积内停者。

【本方歌诀】

保和神曲与山楂,苓夏陈翘菔子加,曲糊为丸麦汤下,亦可方中用麦芽。

【用法用量】

口服。小蜜丸一次 9～18 g,大蜜丸一次 1～2 丸,每日 2 次;小儿酌减。

【不良反应】

一些患者可能有胃肠道反应,如恶心和腹胀。

【注意事项】

1. 忌生冷、油腻、不易消化食物。

2. 不宜在服药期间同时服用滋补性中药。

177

王氏保赤丸

王氏保赤丸,中成药,处方药,医保乙类。

▶ 【方剂组成】

川贝、荸荠粉、黄连、大黄、制南星、朱砂。

▶ 【本品性状】

为朱红色极小丸;气微,味微苦。

▶ 【方剂来源】

为清代南通名中医王胪卿祖传秘方。

▶ 【方剂解读】

本方以一组入胃、大肠经的中药大黄、黄连和一组入肺经的中药制南星、川贝等组方,主治脾胃虚弱、胃呆食减、腹泻、便秘等肠胃道疾病,兼治痰厥惊风、喘咳、痰鸣和发热等呼吸道疾病。诸药结合,共奏清热泻火、化痰平喘、泻积导滞之功。

▶ 【作用功效】

清热泻火、化痰平喘、泻积导滞。

▶ 【适应病症】

用于小儿乳滞疳积、痰厥惊风、喘咳痰鸣、乳食减少、吐泻发热、大便秘结、四时感冒以及脾胃虚弱、发育不良等症。肠胃不清、痰食阻滞者亦有疗效。

▶ 【本方歌诀】

无。

▶ 【用法用量】

儿童及成人以温开水口服。乳儿可以哺乳时将丸附着于乳头上,使其将药丸与乳液一同呷下。若哺乳期已过,可将丸药嵌在小块柔软易消化食物中一齐服下,具体如下。轻症每日1次,重症每日2次或遵嘱医嘱。

1. 6个月以内婴儿一次5丸。

2. 6个月~2周岁婴幼儿一次6~36丸(每超过一个月加1丸)。

3. 2~7周岁儿童一次0.1~0.15 g(40~60丸,每超过半岁加5丸)。

4. 7~14周岁儿童一次0.15 g(约60丸)。

5. 成年人一次0.3 g(约120丸)。

▶ 【不良反应】

王氏保赤丸的方剂中大部分为大寒大热或有毒的中药成分,年龄较小的儿童吃完后有腹胀加重的情况。

▶ 【注意事项】

1. 哺乳期婴儿,可在哺乳时将药丸置于乳头上,使其药丸与乳汁一起吞下。也可将药丸嵌于小软而易消化食物中使其一次吞下,但不宜用开水灌服,以免药丸停留在口内舌下。

2. 对于脾胃虚实夹杂的小儿,王氏保赤丸的效果不是很明显;特别是如果用量不合适,不少小儿用药后会有腹痛的不适症状。

3. 不建议长期服用。经常服用或过多服用王氏保赤丸,有可能会对小儿的肾脏造成一定的损伤。

枳实导滞丸

枳实导滞丸,中成药,处方药,医保乙类。

▶ 【方剂组成】

枳实(炒)、大黄、黄连(姜汁炙)、黄芩、六神曲(炒)、白术(炒)、茯苓、泽泻。

▶ 【本品性状】

为浅褐色至深褐色的水丸;气微香,味苦。

▶ 【方剂来源】

源于金元时期李杲的《内外伤辨惑论》。

▶ 【方剂解读】

方中君药大黄攻积泄热,使湿热从大便而去。辅以枳实行气消积滞。佐以黄连、黄芩清热燥湿,泽泻、茯苓淡渗利湿止泻,白术健脾燥湿,使祛邪不伤正。神曲消食和中。诸药合用,共奏消积导滞、清利湿热之功。

▶ 【作用功效】

消积导滞,清利湿热。

▶ 【适应病症】

用于饮食积滞、湿热内阻所致的脘腹胀痛、不思饮食、大便秘结、痢疾里急后重。也用于治疗慢性便秘、痢疾。

【本方歌诀】

枳实导滞大黄曲,芩连白术苓泽泻,湿热食积阻胃肠,消食清热利湿剂。

【用法用量】

口服。一次 6～9 g,每日 2 次。

【不良反应】

尚不明确。

【注意事项】

1. 对本品过敏者禁用,如出现过敏反应,停药后症状即消失。

2. 药品性状发生改变时禁止服用。

3. 如正在使用其他药品,使用本品前请向相关的医生或药师进行咨询。

4. 糖尿病、高血压、心脏病、肝病、肾病等慢性病严重者应在医生指导下服用。

5. 不宜在服药期间同时服用滋补性中药。

6. 儿童、妊娠期及哺乳期妇女、年老体弱者应在医生指导下服用。

7. 服药 3 天症状无缓解,应去医院就诊。严格按用法用量服用,本品不宜长期服用。

沉香化滞丸

沉香化滞丸,中成药,OTC 甲类,医保乙类。

【方剂组成】

沉香、莪术(制)、香附(制)、陈皮、牵牛子(炒)、枳实(炒)、五灵脂(制)、枳壳(制)、枳实(炒)、木香、砂仁、厚朴(制)、三棱(制)、青皮、大黄。

【本品性状】

为褐黄色的水丸;味苦、辛。

【方剂来源】

源于明代吴旻的《扶寿精方》。

【方剂解读】

方中沉香辛苦温,行气和中,降逆止呕;大黄、牵牛子苦寒泻下攻积,清理肠胃积滞,共为君药。枳实、青皮、香附疏肝破气、散结消痞;山楂消食化积;木香、枳壳、厚朴行气宽中、消胀止痛,共为臣药。陈皮、砂仁理气化湿,消食和中;三棱、莪术、五灵脂活血行气、消积止痛,共为佐使药。诸药合用,共奏理气、消痞、化滞之功。

【作用功效】

理气,消痞,化滞。

【适应病症】

用于寒凝气滞所致的脘腹胀痛及胃寒呕吐、久呃以及下元虚冷、肾不纳气之虚喘等证。

【本方歌诀】

沉香降气,暖胃追邪,通天彻地事,气逆为佳。

【用法用量】

口服。一次 6 g,每日 2 次。

【不良反应】

尚不明确。

【注意事项】

1. 忌食生冷、油腻、不易消化食物。

2. 年老体弱及大便溏泻者不宜服本药。

3. 妇女患有功能性子宫出血,或平素月经量多者,不宜服用本药。

健 脾 丸

健脾丸,中成药,OTC 甲类,医保乙类。

【方剂组成】

党参、炒白术、陈皮、炒麦芽、炒山楂、枳实(炒)。

【本品性状】

为棕褐色至黑褐色的小蜜丸或大蜜丸;味微甜、微苦。

【方剂来源】

源于明代王肯堂的《证治准绳》。

【方剂解读】

方中陈皮、枳实理气化积;山楂、麦芽消食和胃;党参、白术益气健脾,以助运化。诸药相合,消补兼施,标本同治,脾健食消。

▶ 【作用功效】

健脾开胃。

▶ 【适应病症】

用于脾胃虚弱,脘腹胀满,食少便溏。

▶ 【本方歌诀】

健脾参术与陈皮,枳实山楂麦蘗随;曲糊作丸米饮下,消补兼行胃弱宜;枳术丸亦消兼补,荷叶烧饭上升奇。

▶ 【用法用量】

口服。小蜜丸一次 9 g,大蜜丸一次 1 丸,每日 2 次;小儿酌减。

▶ 【不良反应】

有胃肠道疾病的患者应慎用健脾丸,部分患者可能会出现腹胀、烧心、反酸、恶心、呕吐、腹泻、腹痛等不良反应。

▶ 【注意事项】

1. 糖尿病、高血压、心脏病、肝病、肾病等慢性病严重者应在医生指导下服用。

2. 儿童、妊娠期及哺乳期妇女、年老体弱者应在医生指导下服用。

健胃消食片

健胃消食片,中成药,OTC 甲类,非医保。

▶ 【方剂组成】

太子参、陈皮、山药、炒麦芽、山楂。

▶ 【本品性状】

为淡棕黄色的片或薄膜糖衣片,也可为异形片。薄膜衣片除去包衣后显淡棕黄色;气略香,味微甜、酸。

▶ 【方剂来源】

源于清代汪昂的《医方集解》。

▶ 【方剂解读】

方中太子参补气健脾,为君药。山药益气健脾养阴,陈皮理气和胃,共为臣药。山楂、麦芽消食化积,消肉食积滞,麦芽消谷积,二者共为佐使药。诸药相合,共奏健脾、和胃、消食之功。

▶ 【作用功效】

健脾,和胃,消食。

▶ 【适应病症】

用于脾胃虚弱所致的食积,症见:不思饮食,嗳腐酸臭,脘腹胀满;消化不良见上述证候者。

▶ 【本方歌诀】

健脾参术与陈皮,枳实山楂麦蘖随;曲糊作丸米饮下,消补兼行胃弱宜;枳术丸亦消兼补,荷叶烧饭上升奇。

▶ 【用法用量】

口服或咀嚼。成人一次 4～6 片(每片重 0.5 g),儿童 2～4 岁一次 2 片,5～8 岁一次 3 片,9～14 岁一次 4 片,每日 3 次。

▶ 【不良反应】

1. 过敏:健胃消食片主要成分为太子参、陈皮、山药、炒麦芽、山楂,对以上成分过敏的人群可能出现过敏症状;

2. 反酸:健胃消食片可能引起胃酸分泌增多,如果患者本身有胃酸分泌过多或胃酸反流等症状,大量服用健胃消食片可能引起反酸症状;

3. 烧心:即胃灼烧感,如果患者胃部较为敏感,服用健胃消食片后可能导致胃酸分泌过多,从而引起烧心的表现;

4. 腹痛:如果患者胃肠本身有溃疡,服用健胃消食片可能刺激溃疡导致腹痛,加重机体的不适。

▶ 【注意事项】

1. 饮食宜清淡,忌酒及辛辣、生冷、油腻食物。

2. 糖尿病、高血压、心脏病、肝病、肾病等慢性病严重者应在医生指导下服用。

槟榔四消丸(水丸)

槟榔四消丸,中成药,OTC 甲类,医保乙类。

▶ 【方剂组成】

槟榔、酒大黄、炒牵牛子、猪牙皂(炒)、醋香附、五灵脂(醋炙)。

【本品性状】

为浅褐色至褐色的水丸;气微香,味苦、辛。

【方剂来源】

源于东汉张仲景的《伤寒杂病论》。

【方剂解读】

方中香附理气开郁;槟榔消食导滞,牵牛子泻水消积,大黄泻热导滞,五灵脂散瘀止痛,猪牙皂豁痰导滞。诸药合用,共奏理气和中、破积导滞、消痞除满、开胃进食之功。

【作用功效】

理气和中,破积导滞,消痞除满,开胃进食。

【适应病症】

用于食积痰饮,消化不良,脘腹胀满,嗳气吞酸,大便秘结。

【本方歌诀】

槟榔四消用大黄,牵牛猪牙香附灵,消食导滞且行水,食积痰饮便秘除。

【用法用量】

口服。一次6g,每日2次。

【不良反应】

槟榔四消丸可能会有刺激肠胃、导致腹泻等副作用。

【注意事项】

1. 饮食宜清淡,忌酒及辛辣、生冷、油腻食物。

2. 不宜在服药期间同时服用滋补性中药、人参或其制剂。

枳 术 丸

枳术丸,中成药,医保乙类,OTC乙类。

【方剂组成】

枳实(炒)、麸炒白术。

【本品性状】

为褐色的水丸;气微香,味微苦。

▶ 【方剂来源】

源于金元时期李杲的《内外伤辨惑论》。

▶ 【方剂解读】

方中白术为君药,重在健脾益气,以助脾之运化。枳实为臣药,破气化滞,消痞除满。白术用量重于枳实一倍,意在以补为主,寓消于补之中。更以荷叶烧饭为丸,取其能升清阳,以助白术健脾益胃之功。

▶ 【作用功效】

健脾消食,行气化湿。

▶ 【适应病症】

用于脾胃虚弱,食少不化,脘腹痞满。

▶ 【本方歌诀】

枳术丸中倍白术,荷叶烧饭作丸服,脾虚气滞食积聚,胃腹痞满不食医。

▶ 【用法用量】

口服。一次 6 g,每日 2 次。

▶ 【不良反应】

使用后可能对肠胃黏膜造成一定程度的损伤。

▶ 【注意事项】

1. 饮食宜清淡,忌酒及辛辣、生冷、油腻食物。

2. 不宜在服药期间同时服用滋补性中药。

🔖 思考题

1. 简述消导中成药的含义。

2. 简述枳实导滞丸、沉香化滞丸的区别,可从作用功效及适应病症两方面思考。

第十八章

泻下中成药

学习目标

1. 素质目标：领悟尊重生命、传承经典，树立高度的责任心，具备严谨求实的学习态度，促进中医药认知体系的构建，为推进健康中国建设贡献一份力量。

2. 知识目标：掌握泻下中成药的含义及常用泻下中成药的组成、歌诀、作用功效、适应病症等；熟悉常用泻下中成药的用法用量及注意事项等；了解常用泻下中成药的来源及解读。

3. 能力目标：具备分辨不同泻下中成药的方剂组成、作用功效及适应病症的能力，以便更好地指导临床用药。

泻下类中成药是一种以泻下药材为主配伍组成的中成药，具有通便、泻热、攻积、逐水等作用，主要是治疗里实证，此外，还可用于食积不化、便秘等。

本章主要学习麻仁润肠丸、麻子仁丸、莫家清宁丸、便通胶囊、复方芦荟胶囊、当归龙荟丸、通便宁片、一清胶囊、五仁润肠丸等常用泻下类中成药。

麻仁润肠丸

麻仁润肠丸，中成药，医保甲类，OTC甲类。

▶【方剂组成】

火麻仁、炒苦杏仁、大黄、木香、陈皮、白芍。

▶ 【本品性状】

为黄褐色的大蜜丸;气微香,味苦、微甘。

▶ 【方剂来源】

源于东汉张仲景的《伤寒杂病论》。

▶ 【方剂解读】

方中火麻仁质润多脂,润肠通便,为君药;辅以杏仁降气润肠,白芍养阴濡坚;佐以木香、陈皮行肠胃气滞,大黄泻热通便;使以蜂蜜润燥滑肠。诸药合用为丸,共奏润肠、通便、缓下之功。

▶ 【作用功效】

润肠、通便、缓下。

▶ 【适应病症】

用于肠胃积热,胸腹胀满,大便秘结。

▶ 【本方歌诀】

麻仁润肠用大黄,白芍杏仁增液忙,陈皮木香调气滞,肠胃积热用此良。

▶ 【用法用量】

口服。一次 1～2 丸,每日 2 次。

▶ 【不良反应】

长期服用会产生一定副作用,具体如下。

1. 会产生依赖性:长期服用麻仁润肠丸,可能会对其产生依赖性,一旦停用可能会加重便秘。

2. 会导致结肠黑便病:这个药物中含有蒽醌成分,长期摄入会在肠黏膜蓄积,导致结肠黑便病,有发生肠腺瘤的可能,如需长期服用建议按时体检。

3. 易加重体虚:麻仁润肠丸属于泻药,方中主要的作用药物是火麻仁、大黄,虽然通便比较缓和,但如果是体虚的人服用后泻下过度,容易加重体虚。

4. 可能导致滑胎:麻仁润肠丸中含有大黄,妊娠期妇女服用后可能会动胎气,有下胎的可能,建议在医生的指导下服用。

▶ 【注意事项】

1. 饮食宜清淡,忌酒及辛辣食物。

2. 禁用人群:妊娠期妇女、对本品过敏者禁用。

3. 慎用人群:过敏体质者、虚寒性便秘者慎用。

4. 特殊人群:

(1) 妊娠期妇女禁用。

（2）儿童应在医生指导和成人监护下用药，请将此药品放在儿童不能接触的地方。

（3）糖尿病、高血压、心脏病、肝病、肾病等慢性病严重者应在医生指导下服用。

麻 子 仁 丸

麻子仁丸，中成药，OTC甲类，医保乙类。

【方剂组成】

麻子仁、枳实、厚朴、大黄、杏仁、芍药。

【本品性状】

为黄褐色的水蜜丸、小蜜丸或大蜜丸；味苦。

【方剂来源】

源于东汉张仲景的《伤寒杂病论》。

【方剂解读】

本方虽用小承气汤，但大黄、厚朴的用量减少，增加了质润的麻仁、杏仁、芍药、白蜜等，一则益阴增液以润肠通便，腑气通，津液行，二则甘润减缓小承气攻下之力。本方具有下不伤正、润而不腻、攻润相合的特点，以奏润肠泻热、行气通便之功。

【作用功效】

润肠泻热，行气通便。

【适应病症】

用于肠胃燥热，脾约便秘证。大便干结，小便频数，苔微黄少津等。

【本方歌诀】

麻子仁丸治脾约，枳朴大黄麻杏芍；胃燥津枯便难解，润肠泻热功效确。

【用法用量】

口服。小蜜丸一次9g，每日1～2次。

【不良反应】

过量中毒：由于麻子仁中含有毒蕈碱及胆碱等，如大量食入（60～120g）可致中毒。除出现恶心、呕吐、腹泻等消化系统症状外，严重者常见烦躁不安、精神错乱、昏迷等神经系统症状。

【注意事项】

1. 饮食宜清淡，忌酒及辛辣食物。

2. 不宜在服药期间同时服用滋补性中药。

3. 禁用人群：对本品过敏者禁用。

4. 慎用人群：过敏体质者慎用。

5. 特殊人群：

(1) 糖尿病、高血压、心脏病、肝病、肾病等慢性病严重者应在医生指导下服用。

(2) 儿童、妊娠期及哺乳期妇女、年老体弱者应在医生指导下服用。

莫家清宁丸

莫家清宁丸，中成药，OTC 甲类，医保乙类。

▶【方剂组成】

大黄、桃仁、杏仁、枳壳、厚朴、黄芩、法半夏、香附、木香、麦芽、陈皮、侧柏叶、黑豆、车前子、桑叶、绿豆、白术。

▶【本品性状】

为黑褐色的水蜜丸；味苦涩。

▶【方剂来源】

晚清，莫氏传人莫霖苏在津开"桔荫堂"药铺。大医精诚，莫霖苏医术精湛，亦医德高尚。他乐善好施，遇有贫苦人家问诊，不但不收诊费，还以药相赠，莫家清宁丸就是他常赠之药。莫氏因此在津沽之地颇有口碑，而莫家清宁丸也因其独特疗效广为流传。

▶【方剂解读】

方中杏仁降气润肠。木香、陈皮行肠胃气滞，大黄泻热通便，共为佐药。蜂蜜润燥滑肠，为使药。诸药合用，共奏清理胃肠、泻热润便之功。

▶【作用功效】

清理胃肠，泻热润便。

▶【适应病症】

用于饮食停滞，腹肋膨胀，头昏耳鸣，口燥舌干，咽喉不利，两目红赤，牙齿疼痛，大便秘结，小便赤黄。

▶【本方歌诀】

无。

【用法用量】

口服。一次 6 g,每日 1 次。

【不良反应】

尚不明确。

【注意事项】

1. 服药期间忌食生冷、辛辣油腻之物。
2. 哺乳期妇女慎用。
3. 小儿及年老体弱者应在医生指导下服用。
4. 对本品过敏者禁用,过敏体质者慎用。

便 通 胶 囊

便通胶囊,中成药,OTC 甲类,医保乙类。

【方剂组成】

麸炒白术、肉苁蓉、当归、桑葚、枳实、芦荟。

【本品性状】

为硬胶囊,内容物为黄棕色至棕褐色的颗粒;味辛、苦、涩。

【方剂来源】

以东汉张仲景《伤寒杂病论·金匮要略》中的枳术汤、清代王肯堂《证治准绳》中的润肠汤、清代沈金鳌《沈氏尊生书》中的润肠丸为基础,结合三位国医大师的临床使用经验及现代用药需求,随证化裁,临证而变,加减衍生而成。

【方剂解读】

方中肉苁蓉有补肾阳、润肠通便的功效;当归具有补血活血、调经止痛、润肠通便的功效;桑葚能滋阴补血,生津润燥;枳实有破气消积,化痰散痞的功效;芦荟有泻下通便、清肝泻火、杀虫疗疳的功效。

【作用功效】

健脾益肾,润肠通便。

【适应病症】

用于脾肾不足,肠腑气滞所致的便秘,症见:大便秘结或排便乏力,神疲气短,头晕目眩,腰膝酸软;习惯性便秘、肛周疾病见上述证候者。

▶【本方歌诀】

无。

▶【用法用量】

口服。一次3粒,每日2次。

▶【不良反应】

轻度的腹痛、腹泻,另外可能有一些患者在用药之后会出现过敏反应。

▶【注意事项】

1. 忌食辛辣、刺激性食物。

2. 不宜在服药期间同时服用温补性中成药。

3. 糖尿病、心脏病、肝病、肾病等慢性病严重者应在医生指导下服用。

4. 肛周疾患应注意治疗原发疾病。

5. 对本品过敏者禁用,过敏体质者慎用。

复方芦荟胶囊

复方芦荟胶囊,中成药,OTC甲类,非医保。

▶【方剂组成】

芦荟、青黛、琥珀。

▶【本品性状】

为硬胶囊,内容物为灰绿色或灰褐色粉末;具芦荟特异臭气,味苦。

▶【方剂来源】

源于宋代的《太平圣惠方》。

▶【方剂解读】

方中芦荟有泻下通便、清肝泻火、杀虫疗疳的功效。

▶【作用功效】

清肝泻热,润肠通便,宁心安神。

▶【适应病症】

用于心肝火盛,大便秘结,腹胀腹痛,烦躁失眠。

▶【本方歌诀】

芦荟苦寒甚,泻下通便硬,消痛杀三虫,惊痫目病应。

▶【用法用量】

口服。一次 1～2 粒,每日 1～2 次。

▶【不良反应】

嗜睡、腹泻、腹痛等。

▶【注意事项】

不宜长期服用,哺乳期妇女及肝肾功能不全者慎用。

当归龙荟丸

当归龙荟丸,中成药,处方药。

▶【方剂组成】

当归、黄柏、龙胆草、栀子、黄芩、青黛、芦荟、大黄、黄连、麝香、木香。

▶【本品性状】

为黄绿色至深褐色的水丸;气微;味苦。

▶【方剂来源】

源于元代朱震亨的《丹溪心法》。

▶【方剂解读】

方中龙胆直入肝经,清肝泻火,大黄、芦荟凉肝泻火,攻逐通便,共为君药。黄连、黄芩、黄柏、栀子、青黛清肝泻火,为臣药。当归和血补肝,木香、麝香芳香走窜,行气止痛,共为佐药。诸药合用,共奏泻火通便之功。

▶【作用功效】

泻火通便。

▶【适应病症】

用于肝胆火旺,心烦不宁,头晕目眩,耳鸣耳聋,胁肋疼痛,大便秘结。

▶【本方歌诀】

当归龙荟用四黄,龙胆芦荟木麝香;黑栀青黛姜汤下,一切肝火尽能攘。

【用法用量】

口服。一次 6 g,每日 2 次。

【不良反应】

1. 腹泻。多见于脾虚者。

2. 偶见头晕,恶心,呕吐,心率加快,呼吸急促。多见于有隐蔽性心血管疾病者或过量服用时。

【注意事项】

1. 忌烟、酒及辛辣食物。

2. 不宜在服药期间同时服用滋补性中药。

3. 糖尿病、高血压、心脏病、肝病、肾病等慢性病严重者应在医生指导下服用。

4. 服药后大便次数增多且不成形者,应酌情减量。

5. 儿童、哺乳期妇女、年老体弱及脾虚便溏者应在医生指导下服用。

通 便 宁 片

通便宁片,中成药,处方药,医保乙类。

【方剂组成】

番泻叶、干粉、牵牛子、白豆蔻、砂仁。

【本品性状】

为棕色素片;味微苦。

【方剂来源】

出自 2020 年版《中华人民共和国药典》。

【方剂解读】

番泻叶泻热通便,消积健胃,泻下导滞。牵牛子泻水消肿,泻下通便。砂仁与白豆蔻性味相同,皆入脾胃,化湿醒脾、行气宽中。诸药合用,共治肠胃实证热积滞所致的便秘。

【作用功效】

宽中理气,泻下通便。

【适应病症】

用于实热便秘,症见:痛拒按,腹胀纳呆,口干口苦,小便短赤,舌红苔黄,脉弦滑数。

▶ 【本方歌诀】

无。

▶ 【用法用量】

口服。一次4片,每日1次。如服药8小时后不排便再服一次,或遵医嘱。

▶ 【不良反应】

有少部分的患者在服用该药物后,可能会因肠蠕动加强,在排便前有腹痛的感觉。

▶ 【注意事项】

1. 妊娠期、哺乳期及月经期妇女禁用。

2. 体虚者忌长期服用。

3. 服药期间忌贪辛辣、油腻及不易消化食物,以免助湿生热。

一 清 胶 囊

一清胶囊,中成药,OTC甲类,医保乙类。

▶ 【方剂组成】

黄连、黄芩、大黄。

▶ 【本品性状】

为硬胶囊,内容物为浅黄色至黄棕色的粉末;气微,味苦。

▶ 【方剂来源】

源于东汉张仲景的《伤寒杂病论·金匮要略》中的泻心汤。

▶ 【方剂解读】

方中黄连清热燥湿,泻火解毒,善清心火,为君药。黄芩清热燥湿,泻火解毒,善清肺火,为臣药。大黄泻下通便,清热解毒,为佐使药。诸药合用,共奏清热燥湿、泻火解毒之功。

▶ 【作用功效】

清热燥湿,泻火解毒。

▶ 【适应病症】

用于火毒血热所致的身热烦躁、目赤口疮、咽喉牙龈肿痛、便秘、吐血、咯血、衄血、痔血;咽炎、扁桃体炎、牙龈炎见上述证候者。

▶【本方歌诀】

无。

▶【用法用量】

口服。一次 2 粒,每日 3 次。

▶【不良反应】

偶见皮疹、恶心、腹泻、腹痛。

▶【注意事项】

1. 忌烟、酒及辛辣食物。

2. 不宜在服药期间同时服用滋补性中药。

3. 糖尿病患者及高血压、心脏病、肝病、肾病等慢性病严重者应在医生指导下服用。

4. 出现腹泻时可酌情减量。服药后大便每日 2～3 次者,应减量;每日 3 次以上者,应停用并向医生咨询。

5. 扁桃体有化脓现象或发热体温超过 38.5℃的患者应去医院就诊。

6. 儿童、妊娠期及哺乳期妇女、年老体弱及脾虚便溏者应在医生指导下服用。

7. 对本品过敏者禁用,过敏体质者慎用。

五仁润肠丸

五仁润肠丸,中成药,OTC 甲类,非医保。

▶【方剂组成】

柏子仁、陈皮、大黄(酒蒸)、当归、地黄、火麻仁、肉苁蓉(酒蒸)、松子仁、桃仁、郁李仁。

▶【本品性状】

为黄褐色的大蜜丸;气微香,味苦、微甘。

▶【方剂来源】

出自《全国中药成药处方集》。

▶【方剂解读】

方中火麻仁质润多脂,润肠通便,为君药。杏仁降气润肠,白芍养阴濡坚,共为臣药。木香、陈皮行肠胃气滞,大黄泻热通便,共为佐药。蜂蜜润燥滑肠,为使药。诸药合用,共奏润肠通便之功。

▶ 【作用功效】

润肠通便。

▶ 【适应病症】

用于老年体弱便秘。

▶ 【本方歌诀】

无。

▶ 【用法用量】

口服。一次 1 丸,每日 2 次。

▶ 【不良反应】

偶见皮疹、恶心、腹泻、腹痛。

▶ 【注意事项】

1. 忌食生冷、油腻、辛辣食物。

2. 年青体壮者便秘时不宜用本药。

3. 大便干燥如羊屎、难排出者,在医生指导下可增加药量,一次 2 丸,每日 3 次。

4. 服用本药出现大便稀溏时应立即停服。

5. 对本品过敏者禁用,过敏体质者慎用。

◈ 思考题

1. 简述泻下中成药的含义。

2. 简述五仁润肠丸的组成及作用功效及适应病症。

第十九章

祛风止痉中成药

1. 素质目标：领悟尊重生命、传承经典，树立高度的责任心，具备严谨求实的学习态度，促进中医药认知体系的构建，为推进健康中国建设贡献一份力量。

2. 知识目标：掌握祛风止痉中成药的含义及常用祛风止痉中成药的组成、歌诀、作用功效、适应病症等；熟悉常用祛风止痉中成药的用法用量及注意事项等；了解常用祛风止痉中成药的来源及解读。

3. 能力目标：具备分辨不同祛风止痉中成药的方剂组成、作用功效及适应病症的能力，以便更好地指导临床用药。

祛风止痉中成药是以辛散祛风或熄风止痉药材为主组成，具有疏散外风或平息内风等作用，治疗风病的一类中成药。

风病范围广泛，但概括起来，不外乎内风、外风两类。

外风为风邪由外侵入人体，留于头面、肌表、经络、筋骨、关节、伤口等部位。其主要表现为头痛、恶风、肌肤瘙痒、肢体麻木、筋骨挛痛、屈伸不利，或口眼歪斜，甚者角弓反张等。由于风为百病之长，风邪常常与寒、湿、热、燥等邪气夹杂而入，故其证型又分为风寒、风湿、风热等型。此外，风毒之邪也属于外风这一证型，如破伤风。

内风则是内生之风，由脏腑功能失调引起。其发病机理或为肝风上扰，或为热极生风，或为阴虚风动，或为血虚生风，而导致脏腑功能失调为病。内风的主要表现为眩晕、震颤、四肢抽搐、语言謇涩、足废不用，严重者会出现猝然昏倒、不省人事、口角歪斜、半身不遂等症。

现代研究表明，祛风止痉中成药具有止痛、止呕、镇静、安神、解除血管平滑肌痉挛及改善微循环的作用。

祛风止痉中成药常见剂型有散剂、颗粒剂、丸剂、胶囊剂等。选用本类中成药时，首先应辨明风病属内还是属外。外风的治疗宜疏散，内风的治疗宜平息。

本章主要学习川芎茶调散、芎菊上清丸（水丸）、正天丸、川蛭通络胶囊、天麻钩藤颗粒、脑立清丸、松龄血脉康胶囊、小活络丸、再造丸、牛黄抱龙丸等祛风止痉类中成药。

川芎茶调散

川芎茶调散，中成药，OTC甲类，医保甲类。

▶ 【方剂组成】

川芎、羌活、白芷、细辛、防风、荆芥、薄荷、甘草。

▶ 【本品性状】

为暗黄色的粉末；气香，味辛、微苦。

▶ 【方剂来源】

源于宋代的《太平惠民和剂局方》。

▶ 【方剂解读】

方中川芎疏风行血，为"诸经头痛之要药"，尤善治少阳、厥阴经头痛；羌活疏风散寒，长于治太阳经头痛；白芷辛散风邪，善治阳明经头痛，共为君药。细辛散寒止痛，专治少阴经头痛；薄荷用量独重，意在收风散邪，清利头目；荆芥、防风疏上部风邪，且有解表之功，合而用之，共助君药以增强疏风止痛之效，为臣药。服时以清茶调下，取其苦寒之性，既可上清头目，又能制约风药过于升散温燥之弊，有佐药之用。甘草调和诸药，用以为使。本方辛散疏风，升中有降，奏疏风邪、止头痛之功。

▶ 【作用功效】

疏风邪，止头痛。

▶ 【适应病症】

用于外感风邪所致的头痛，或有恶寒、发热、鼻塞。临床上应用于感冒头痛、血管神经性头痛、慢性鼻炎头痛、偏头痛等属于风邪所致者。

▶ 【本方歌诀】

川芎茶调散荆防，辛芷薄荷甘草羌；目昏鼻塞风攻上，正偏头痛悉能康；方内若加僵蚕菊，菊花茶调用亦臧。

▶ 【用法用量】

饭后清茶冲服。一次3～6 g，每日2次。

▶ 【不良反应】

内服有时可引起麻疹、猩红热样药疹。长期内服偶有嘴唇变厚和肿胀等不良反应出现。

▶ 【注意事项】

1. 忌烟、酒及辛辣食物。

2. 禁用人群：对本品过敏者禁用。

3. 慎用人群：过敏体质者、妊娠期妇女慎用。

4. 特殊人群：

(1) 糖尿病、心脏病、肝病、肾病等慢性病严重者应在医生指导下服用。

(2) 儿童、哺乳期妇女、年老体弱者应在医生指导下服用。

芎菊上清丸（水丸）

芎菊上清丸，中成药，OTC甲类，医保甲类。

▶ 【方剂组成】

川芎、菊花、黄芩、栀子、炒蔓荆子、黄连、薄荷、连翘、荆芥穗、羌活、藁本、桔梗、防风、甘草、白芷。

▶ 【本品性状】

为棕黄色至棕褐色的水丸；味苦。

▶ 【方剂来源】

源于宋代的《太平惠民和剂局方》。

▶ 【方剂解读】

方中川芎治少阳、厥阴经头痛。羌活辛散，治太阳经头后痛。白芷治阳明经头额痛。菊花、连翘、蔓荆子、薄荷、防风、荆芥穗、藁本疏散上部之风邪，增强解表散风止痛之功效。黄芩、黄连、栀子清泻内热炽火，兼制辛散风药过于温燥升散。桔梗载药上行，清宣肺热。甘草调和诸药。诸药合用，辛温辛凉苦寒并用，具清热解表、散风止痛之功。

▶ 【作用功效】

清热解表，散风止痛。

▶ 【适应病症】

用于外感风邪引起的恶风身热、偏正头痛、鼻流清涕、牙疼喉痛。

▶ 【本方歌诀】

芎菊上清芩白芷,荆桔防羌翘蔓栀,薄连藁本甘草煎,肺胃热盛感风寒。

▶ 【用法用量】

口服。一次 6 g,每日 2 次。

▶ 【不良反应】

部分人服用后,会出现腹胀、恶心、呕吐等反应,在停止用药后症状就会消退。

▶ 【注意事项】

1. 忌烟、酒及辛辣食物。

2. 不宜在服药期间同时服用滋补性中药。

3. 禁用人群:对本品过敏者禁用。

4. 慎用人群:过敏体质者,体虚者,糖尿病、高血压、心脏病、肝病、肾病等慢性病严重者,免疫力低下者慎用。

5. 特殊人群:

(1) 计划怀孕、妊娠期及哺乳期妇女应在医生指导下服用。

(2) 儿童应在医生指导和成人监护下进行,请将此药品放在儿童不能接触的地方。

(3) 老人应在医生指导下服用。

正 天 丸

正天丸,中成药,OTC 甲类,医保甲类。

▶ 【方剂组成】

川芎、钩藤、防风、羌活、白芍、当归、地黄、白芷、桃仁、红花、细辛、独活、麻黄、黑顺片、鸡血藤。

▶ 【本品性状】

为黑色的水丸;气微香,味微苦。

▶ 【方剂来源】

出自 2020 年版《中华人民共和国药典》。

▶ 【方剂解读】

方中重用川芎以搜风活血止痛,善治少阳、厥阴经之两侧头痛或头顶痛,为治头痛的君药。合防风、羌活、白芷、细辛辛温上行,疏风散寒止痛。羌活善治太阳经头后痛,连颈部;白芷善治阳明经头前额痛;细辛善治少阴经头痛。红花、桃仁佐川芎以活血祛瘀;当归、鸡血藤养血活血,调经止痛;附子祛风散寒止痛;钩藤熄风止痉,清轻透热。诸药合用,共奏疏风活血、养血平肝、通络止痛之功。

▶ 【作用功效】

疏风活血,养血平肝,通络止痛。

▶ 【适应病症】

用于外感风邪、瘀血阻络、血虚失养、肝阳上亢引起的偏头痛、紧张性头痛、神经性头痛、颈椎病型头痛、经前头痛。

▶ 【本方歌诀】

无。

▶ 【用法用量】

饭后服用。一次 6 g,每日 2～3 次。15 日为 1 个疗程。

▶ 【不良反应】

个别病例服药后谷丙转氨酶轻度升高;偶有口干、口苦、腹痛及腹泻。

▶ 【注意事项】

1. 忌烟、酒及辛辣、油腻食物。

2. 禁用人群:对本品过敏者禁用。

3. 慎用人群:高血压患者、心脏病患者、运动员、过敏体质者慎用。

4. 特殊人群:

(1) 糖尿病、肝病、肾病等慢性病严重者应在医生指导下使用。

(2) 儿童、妊娠期及哺乳期妇女、年老体弱者应在医生指导下服用。

川蛭通络胶囊

川蛭通络胶囊,中成药,处方药,医保乙类。

▶ 【方剂组成】

水蛭、川芎、丹参、黄芪。

▶ 【本品性状】

为肠溶硬胶囊,内容物为棕褐色颗粒和粉末;气微腥,味微苦。

【方剂来源】

以清代《医林改错》中的经典名方补阳还五汤为依据改良而成。

【方剂解读】

本方是植物药和动物药的完美搭配。水蛭有破血通经、逐瘀消癥之功,而水蛭素是目前世界上发现的最强天然凝血酶抑制剂,有显著的抗血小板聚集、抗凝、纤溶、抗血栓、扩张血管和降低血液粘稠度的作用。川芎搜风活血止痛,其有效成分川芎嗪具有扩张脑血管、降低血管阻力、显著增加脑及肢体血流量、改善微循环、降低血小板表面活性、抑制血小板凝集、预防血栓形成的作用,两药共为君药。丹参活血祛瘀,通经止痛,清心除烦,凉血消痈;黄芪有补气升阳、益卫固表、利水消肿、生津养血、行滞通痹、托毒排脓、敛疮生肌的功效。四药合用,共奏活血化瘀、益气通络之功。

【作用功效】

活血化瘀,益气通络。

【适应病症】

用于中风病中经络(脑梗死)恢复期血瘀气虚证,症见:半身不遂,言语謇涩或不语,偏身麻木,口舌歪斜,气短乏力,口角流涎,手足肿胀,舌暗或有瘀斑,苔薄白。

【本方歌诀】

无。

【用法用量】

口服。一次2粒,每日3次。4周为1个疗程。

【不良反应】

少数患者用药后出现头晕、恶心、腹泻等。

【注意事项】

1. 忌烟、酒及辛辣、鱼腥食物。

2. 不宜在服药期间同时服用温补性中药。

3. 禁用人群:妊娠期妇女、对本品过敏者禁用。

4. 慎用人群:脾虚便溏者,过敏体质者,属风寒感冒咽痛者,症见恶寒发热、无汗、鼻流清涕者慎用。

5. 儿童应在医生指导和成人监护下用药。

6. 扁桃体有化脓现象及全身高热者应去医院就诊。

天麻钩藤颗粒

天麻钩藤颗粒,中成药,处方药,医保乙类。

▶ 【方剂组成】

天麻、钩藤、石决明、栀子、黄芩、牛膝、盐杜仲、益母草、桑寄生、首乌藤、茯苓。

▶ 【本品性状】

为黄棕色至棕褐色的颗粒;味微苦、微甜;或味苦(无蔗糖)。

▶ 【方剂来源】

出自我国近现代巴蜀中医药名家胡光慈编著的《中医内科杂病证治新义》中的天麻钩藤饮。

▶ 【方剂解读】

方中天麻、钩藤、石决明均有平肝熄风之效,用以为君药。山栀、黄芩清热泻火,使肝经不致偏亢,共为臣药。益母草活血利水,牛膝引血下行,配合杜仲、桑寄生能补益肝肾,首乌藤、茯苓安神定志,共为佐使药。诸药合用,共奏平肝熄风、清热安神之功。

▶ 【作用功效】

平肝熄风,清热安神。

▶ 【适应病症】

用于肝阳上亢所致的头痛、眩晕、耳鸣、眼花、震颤、失眠;原发性高血压见上述证候者。

▶ 【本方歌诀】

无。

▶ 【用法用量】

开水冲服。一次 5 g(1 袋),每日 3 次,或遵医嘱。

▶ 【不良反应】

引发胃肠功能紊乱,比如恶心或者是呕吐。

▶ 【注意事项】

1. 饮食宜清淡,戒恼怒。
2. 禁用人群:对本品过敏者、低血压患者禁用。

3. 慎用人群：过敏体质者慎用。

4. 特殊人群：糖尿病、高血压、心脏病、肝病、肾病等慢性病严重者应在医生指导下服用。

脑 立 清 丸

脑立清丸，中成药，OTC 甲类，医保乙类。

▶【方剂组成】

牛膝、磁石、赭石、珍珠母、清半夏、酒曲、酒曲（炒）、薄荷脑、冰片、猪胆汁（或猪胆粉）。

▶【本品性状】

为深褐色的水丸；气芳香，味微苦。

▶【方剂来源】

出自 2020 年版《中华人民共和国药典》。

▶【方剂解读】

方中磁石潜阳纳气，镇惊安神；珍珠母潜阳安神，清热平熄肝风；赭石独擅平肝潜阳，三药统领全方，潜阳熄风，为君药。猪胆汁咸、苦寒而入肝胆，可凉肝熄风、清热醒脑；冰片、薄荷脑轻清芳香，清利头目、开窍醒神，与猪胆汁既凉肝熄风，又助君药平熄肝风，又开窍醒脑，共为臣药。半夏化痰降逆；酒曲调和脾胃，为佐药。牛膝活血化瘀，引火引血下行，为使药。诸药配合，共奏平肝潜阳、醒脑安神之功。

▶【作用功效】

平肝潜阳，醒脑安神。

▶【适应病症】

用于肝阳上亢所致的头晕目眩、耳鸣口苦、心烦难寐；原发性高血压见上述证候者。

▶【本方歌诀】

无。

▶【用法用量】

口服。一次 10 丸，每日 2 次。

▶【不良反应】

体弱虚寒者不宜服用，会出现气短乏力、倦怠食少、面色白、大便稀溏等症状。还会造成消化不良的情况,如腹痛、腹泻等症状。

1. 避免吃辛辣、刺激性食物,如辣椒、生姜等,以免加重病情。

2. 禁用人群:妊娠期妇女及体弱虚寒者忌服;对本品过敏者禁用。

3. 慎用人群:肾精亏虚所致头晕、耳鸣者,过敏体质者慎用。

4. 特殊人群:

(1) 孕妇忌服。

(2) 儿童应在医生指导和成人监护下用药,请将此药品放在儿童不能接触的地方。

(3) 老年人具体用药请咨询医生,不可随意自行用药。

(4) 糖尿病、高血压、心脏病、肝病、肾病等慢性病严重者或正在接受其他治疗的患者,均应在医生指导下服用。

松龄血脉康胶囊

松龄血脉康胶囊,中成药,处方药,医保甲类。

【方剂组成】

鲜松叶、葛根、珍珠层粉。

【本品性状】

为硬胶囊,内容物为浅褐色至褐色的粉末;气微,味苦。

【方剂来源】

出自 2020 年版《中华人民共和国药典》。

【方剂解读】

方中鲜松叶疏通经络、活血化瘀、镇定神经,为君药。葛根有解肌退热、生津、透疹、升阳止泻的功能;珍珠层粉安神、清热、解毒。三药合用,共奏平肝潜阳、镇心安神之功效。

【作用功效】

平肝潜阳,镇心安神。

【适应病症】

用于肝阳上亢所致的头痛、眩晕、急躁易怒、心悸、失眠;高血压及原发性高脂血症见上述证候者。

▶ 【本方歌诀】

无。

▶ 【用法用量】

口服。一次 3 粒,每日 3 次,或遵医嘱。

▶ 【不良反应】

个别患者服药后可出现轻度腹泻、胃脘胀满等,饭后服用有助于减轻或改善这些症状。

▶ 【注意事项】

1. 服药期间忌食辛辣、油腻食物、戒烟酒。

2. 禁用人群:对松龄血脉康胶囊及其成分过敏者。

3. 慎用人群:气血不足证者、过敏体质者慎用。

4. 特殊人群:糖尿病、心脏病、肝病、肾病等慢性病严重者应在医生指导下服用;年老体弱者应在医生指导下服用。

5. 头痛患者注意保持环境安静,光线不宜过强。保持心情舒畅,尽量控制急躁易怒的情绪。

小 活 络 丸

小活络丸,中成药,处方药,医保乙类。

▶ 【方剂组成】

制川乌、制草乌、胆南星、地龙、乳香(制)、没药。

▶ 【本品性状】

为黑褐色至黑色的小蜜丸或大蜜丸;气腥,味苦。

▶ 【方剂来源】

源于宋代太医院编的《圣济总录》。

▶ 【方剂解读】

方中制草乌、制川乌辛温燥烈,专于祛风除湿,散寒止痛,为君药。胆南星燥湿化痰,以除经络中痰湿,亦有止痛之效;配乳香、没药、地龙行气活血,通络止痛。诸药共用,共奏祛风除湿、活络通痹之功。

▶ **【作用功效】**

祛风除湿,活络通痹。

▶ **【适应病症】**

用于风寒湿邪闭阻、痰瘀阻络所致的痹病,症见:肢体关节疼痛,或冷痛,或刺痛,或疼痛夜甚、麻木拘挛、节屈伸不利。

▶ **【本方歌诀】**

小活络丹天南星,二乌乳没加地龙,中风手足皆麻木,风痰瘀血闭在经。

▶ **【用法用量】**

黄酒或温开水送服。小蜜丸一次 3 g(15 丸),大蜜丸一次 1 丸,每日 2 次。

▶ **【不良反应】**

本品有致心律失常、药疹、急性胃黏膜出血的文献报道。

▶ **【注意事项】**

1. 忌辛辣、油腻食物。

2. 禁用人群:对本品过敏者、妊娠期妇女禁用。

3. 慎用人群:湿热瘀阻或阴虚有热者、脾胃虚弱者慎用。

4. 特殊人群:

(1) 妊娠期妇女禁用。

(2) 儿童应在医生指导和成人监护下用药,请将此药品放在儿童不能接触的地方。

(3) 糖尿病、高血压、心脏病、肝病、肾病等慢性病严重者应在医生指导下服用。

再 造 丸

再造丸,中成药,医保乙类,处方药。

▶ **【方剂组成】**

人参、黄芪、熟地黄、制何首乌、醋龟甲、骨碎补(炒)、蕲蛇肉、桑寄生、全蝎、地龙、炒僵蚕、醋山甲、豹骨(油炙)、人工麝香、水牛角浓缩粉、人工牛黄、朱砂、天麻、防风、羌活、白芷、川芎、葛根、麻黄、肉桂、细辛、附子(附片)、油松节、炒白术、威灵仙(酒炒)、粉萆薢、当归、赤芍、片姜黄、血竭、三七、乳香(制)、没药(制)、茯苓、甘草、天竺黄、玄参、黄连、大黄、化橘红、醋青皮、沉香、檀香、广藿香、母丁香、冰片、乌药、豆蔻、草豆蔻、醋香附、两头尖(醋制)、建曲、红曲。

【本品性状】

为棕褐色的大蜜丸;气香,味微甘、苦。

【方剂来源】

源于清代的《太医院秘藏膏丹丸散方剂》。

【方剂解读】

方中人参、黄芪、熟地黄、何首乌、龟甲、骨碎补等益气养血,滋阴补肾强筋健骨;全蝎、地龙、天麻、僵蚕等熄风解痉;蕲蛇肉、桑寄生、草薢、油松节、威灵仙、麻黄、细辛、防风、羌活、白芷、葛根、川芎等祛风通络;沉香、乌药、香附、血竭、乳香、没药、三七、当归等行气,活血散瘀;橘红、白术、茯苓、甘草、豆蔻、建曲等理气健脾;牛黄、水牛角、天竺黄等清心化痰;冰片、麝香等开窍醒脑。诸药合用,共奏祛风化痰、活血通络之功。

【作用功效】

祛风化痰,活血通络。

【适应病症】

用于风痰阻络所致的中风,症见:半身不遂,口舌歪斜、手足麻木、疼痛痉挛、言语謇涩。临床对治疗中风(中经络)证属气虚血瘀型历节风(关节炎),属肝肾不足、气血两亏、风寒阴络型,关节疼痛、肿胀、关节功能障碍等症均有较好的疗效。

【本方歌诀】

五十八味再造丸,清朝古方秘流传,专医风痰疗瘫痪,功同再造美名扬。

【用法用量】

口服。一次1丸,每日2次。

【不良反应】

再造丸属于一种偏温热的药物,内火旺盛或者是在服用药物期间吃了热性的食物,有可能会出现内火旺盛的副作用,还会伴随咽喉红肿或者口舌生疮等。

【注意事项】

1. 忌辛辣、油腻食物。

2. 禁用人群:内火旺盛者、妊娠期妇女禁用。

3. 慎用人群:运动员慎用。

4. 特殊人群:本品处方中含朱砂,不宜过量久服;肝肾功能不全者慎用。

5. 服用前应除去蜡皮、塑料球壳;本品可嚼服,也可分份吞服。

牛黄抱龙丸

牛黄抱龙丸,中成药,处方药,医保乙类。

▶ 【方剂组成】

人工牛黄、朱砂、琥珀、人工麝香、全蝎、炒僵蚕、雄黄、胆星、天竺黄、茯苓。

▶ 【本品性状】

为黄棕色至红棕色的大蜜丸;气微香,味略苦。

▶ 【方剂来源】

源于清代王泰林的《医方歌括》。

▶ 【方剂解读】

方中人工牛黄开窍而醒神,熄风而定惊,以治高热神昏、惊痫痉挛等症,为君药。配以朱砂、琥珀增强镇惊安神之功,尚可解毒。麝香辛温,善辟秽化浊通窍。僵蚕、全蝎功善熄风定惊,通络止痉。胆南星、天竺黄熄风豁痰,凉心定惊。群药相伍,共奏清热镇惊、祛风化痰之功。

▶ 【作用功效】

清热镇惊,祛风化痰。

▶ 【适应病症】

用于小儿风痰壅盛所致的惊风,症见:高热神昏、惊风抽搐。

▶ 【本方歌诀】

抱龙星麝竺雄黄,加入辰砂痰热尝;琥珀抱龙星草枳,苓淮参竺箔朱香;
牛黄抱龙星辰蝎,苓竺腰黄珀麝僵;明眼三方凭选择,急惊风发保平康。

▶ 【用法用量】

口服。一次1丸,每日1～2次;周岁以内小儿酌减。

▶ 【不良反应】

胃肠道的刺激,如恶心、呕吐、反酸、腹泻等。另外,由于本品含有朱砂和雄黄,长期服用可能会出现肝肾功能不全。

▶ 【注意事项】

1. 忌辛辣食物(乳母同忌)。

2. 无实热及慢惊风者禁用。

思考题

1. 简述祛风止痉中成药的含义。
2. 简述小活络丸、再造丸的组成、作用功效及适应病症。

第二十章

外用中成药

学习目标

1. 素质目标：领悟尊重生命、传承经典，树立高度的责任心，具备严谨求实的学习态度，促进中医药认知体系的构建，为推进健康中国建设贡献一份力量。

2. 知识目标：掌握外用中成药的含义及常用外用中成药的组成歌诀、作用功效、适应病症等；熟悉常用外用中成药的用法用量及注意事项等；了解常用外用中成药的来源及解读。

3. 能力目标：具备分辨不同外用中成药的方剂组成、作用功效及适应病症的能力，以便更好地指导临床用药。

外用中成药是指以外用中药材为主组成，通过体表皮肤、黏膜、直肠而起清热解毒、消肿止痛、祛腐生新等作用的一类中成药。具有活血散瘀、消肿止痛、祛风除湿、活络止痛、清热解毒、明目祛翳等功效，主要适用于外科、皮肤科及五官科病证，如跌打损伤、风湿痹痛、疔疮疖肿、痔疮出血、湿疹瘙痒、口舌生疮，及痈疽疮疡溃后脓出不畅，或溃后腐肉不去、新肉难生等。

外用中成药常见剂型有散剂、滴眼剂、栓剂、锭剂、橡胶贴膏剂、黑膏药剂、气雾剂等。外用中成药以外用为主，因此不宜内服。因某些中成药中含有毒之品，故外用也不宜过量，以免中毒。皮肤过敏或破损者不宜用。根据药物作用特点及治疗范围，外用中成药分为五官科类、痔疮类、皮肤类。

本章主要学习甘霖洗剂、生肌玉红膏、橡皮生肌膏、京万红软膏、马应龙痔疮膏、黄柏洗液、消肿止痛酊、如意金黄散等常用外用中成药。

甘霖洗剂

甘霖洗剂,中成药,OTC 乙类,医保乙类。

▶ 【方剂组成】

甘草、苦参、土荆皮、白鲜皮、薄荷脑、冰片。

▶ 【本品性状】

为棕黄色的液体;气香。

▶ 【方剂来源】

源于《本草纲目》收载的《古今录验》治疗"阴下湿痒"用甘草煎汤渍洗之说。

▶ 【方剂解读】

甘草为君药,通经脉,利血气,解百毒,治瘙痒;苦参味苦性寒、清热燥湿、祛风杀虫;土荆皮有杀虫止痒之功,长于治疗疥癣瘙痒等症;白鲜皮味苦能燥湿,性寒能清热,以治湿热疮疡见长,且能"以皮达皮",具有引药达皮之意;薄荷脑、冰片为调味药及驱风药。全方共奏清热燥湿、祛风止痒之功,使毒热得以清解、湿热得以祛除、风热得以疏散、顽虫得以杀灭,则气血经络疏通、皮肤瘙痒可止。

▶ 【作用功效】

清热燥湿,祛风止痒。

▶ 【适应病症】

用于风湿热蕴肌肤所致的皮肤瘙痒和下焦湿热导致的外阴瘙痒。

▶ 【本方歌诀】

无。

▶ 【用法用量】

外用。

1. 皮肤瘙痒:取本品适量,稀释 20 倍,外搽患处,每日 3 次。

2. 外阴瘙痒:取本品适量,稀释 10 倍,冲洗外阴和阴道,再用带尾线的棉球浸泡稀释 5 倍的药液,置于阴道内,次日取出,每日 1 次。患者使用本品后,无需再用水冲洗。

▶ 【不良反应】

偶见皮肤刺激现象,可能与破损皮肤对药物的反应有关。

▶ 【注意事项】

1. 本品为外用药，切忌内服；严防接触眼、口、鼻等黏膜处。

2. 患处不宜用热水洗烫。

3. 禁用人群：对本品及酒精过敏者禁用。

4. 慎用人群：过敏体质者慎用。

5. 特殊人群：

（1）妇科使用时，阴道洗涤器用前用后必须洗净，并在清洁处保存。

（2）糖尿病、肝病、肾病、肿瘤等引起的皮肤瘙痒，不属于本品适用范围。

（3）儿童必须在成人监护下使用，请将本品放在儿童不能接触的地方。

6. 患处出现红、肿、热、痛时，应停用本品，去医院就诊。

 知识拓展

　　甘霖洗剂源于20世纪70年代末中国人民解放军军事医学科学院受总后勤部委托立项的科研项目，是一种用于中越自卫反击战前线官兵在猫耳洞恶劣环境中防治烂裆、疥疮、阴囊湿疹、股癣等皮肤病的清洁剂。该课题有两项技术指标：一是具有抑菌、消炎、抗敏、止痒的药效；二是在一钢盔水中添加少量清洁剂就能以擦拭方式清洁皮肤，无需清水冲洗。

　　中越自卫反击战结束后，杭州易舒特药业有限公司于1996年引进该项专利技术并按照中医辨证施治理论优化组方，按国家中药三类新药的申报要求进行了规范的药理毒理、生产工艺、质量标准、临床试验等研究，于1999年5月取得国家药品监督管理局颁发的新药证书及生产批件，甘霖洗剂成为我国实施《药品注册管理办法》后首个批准的中药新药。批准文号："国药准字 Z19990001"。

生 肌 玉 红 膏

　　生肌玉红膏，中成药，处方药，医保乙类。

▶ 【方剂组成】

　　白芷、甘草、虫白蜡、当归、血竭、轻粉、紫草、麻油。

▶ 【本品性状】

　　为紫红色的软膏；气微。

▶ 【方剂来源】

源于明代陈实功的《外科正宗》。

▶ 【方剂解读】

本方所治痈疽、发背诸症,皆为热毒将尽、余邪未清、正气已虚所致新肌难生、腐肉已清、脓水将尽、疮口难收者。治当用祛腐生肌之法。方中当归、血竭、白蜡养血祛瘀,敛疮生肌,用以补其不足;腐肉不去,新肌难生,故以白芷、轻粉排脓祛腐,消肿止痛;更加紫草、甘草凉血解毒,与上药合用,共清未尽余毒;麻油养血润燥,以助生肌之力。全方合而用之,共奏解毒祛腐、生肌长肉之功。

▶ 【作用功效】

解毒祛腐,生肌长肉。

▶ 【适应病症】

用于疮疡肿痛,乳痈发背,溃烂流脓,浸淫黄水。

▶ 【本方歌诀】

生肌玉红膏最善,溃烂诸疮搽即收,归芷蜡轻甘紫草,瓜儿血竭共麻油。

▶ 【用法用量】

外用。疮面洗清后外涂本膏,每日1次。

▶ 【不良反应】

用于溃疡伤口时有灼热感;极少数患者可引起皮肤过敏反应。

▶ 【注意事项】

1. 溃疡脓毒未清,腐肉未尽时,不可早用。

2. 本品含毒性中药轻粉,不可久用。

3. 忌辛辣、油腻、海鲜等食物。

4. 禁用人群:疮疡未溃者禁用

5. 慎用人群:妊娠期妇女、儿童慎用。

橡皮生肌膏

橡皮生肌膏,中成药,处方药,非医保。

▶ 【方剂组成】

橡皮(制)、血余、龟甲、地黄、当归、石膏、炉甘石、蜂蜡。

【本品性状】

为深褐色的半固体油膏。

【方剂来源】

出自 2020 年版《中华人民共和国药典》。

【方剂解读】

方中当归家喻户晓,具有补血、调经止痛、活血、润燥滑肠的功效,用于月经不调、经闭、痛经、血虚诸证、癥瘕结聚、崩漏、肌肤麻木、肠燥便难、赤痢后重、虚寒腹痛、痿痹、痈疽疮疡、跌扑损伤等诸多症状。而龟甲则益肾强骨、滋阴潜阳、养血补心,主治筋骨痿软、阴虚潮热、骨蒸盗汗、头晕目眩、虚风内动、心虚健忘等症状。

【作用功效】

去痛生肌,消炎长皮。

【适应病症】

用于褥疮、烧伤及大面积创面感染的后期治疗。

【本方歌诀】

无。

【用法用量】

外用。摊于脱脂棉上敷患处。

【不良反应】

橡皮生肌膏中含有龟甲、地黄等成分,个别人使用这种药物粘贴在皮肤表面之后有可能会引发明显的灼热和刺痛。如果刺痛非常明显或者是出现明显的水疱样改变,建议停止使用,避免引发更加严重的烧伤性改变。

【注意事项】

1. 使用过程中要注意使用部位的个人清洁卫生,防止出现外用部位皮肤的感染。

2. 患者在使用过程中饮食上要清淡,不要吃辛辣刺激的食物,也不要吃油炸、坚硬、过于滚烫、过于冰冷的食物。

3. 慎用人群:运动员、高空作业者以及司机等人群慎用。

京万红软膏

京万红软膏,中成药,OTC乙类,医保甲类。

▶ 【方剂组成】

地榆、当归、桃仁、紫草、金银花、五倍子、白芷、血竭、木鳖子、冰片、罂粟壳、地黄、黄连、血余、棕榈、半边莲、土鳖虫、白蔹、黄柏、红花、大黄、苦参、槐米、木瓜、苍术、赤芍、黄芩、胡黄连、川芎、栀子、乌梅、乳香、没药等。

▶ 【本品性状】

为深棕红色的软膏;具特殊的油腻气。

▶ 【方剂来源】

源于东汉名医华佗弟子吴普的传世秘方"黄连解毒膏"。

▶ 【方剂解读】

方中黄连、黄芩、黄柏、栀子等合用,清热燥湿,凉血解毒,祛腐敛疮;桃仁、红花、当归、川芎合用,活血破瘀,溃痈生肌,消肿止痛;五倍子、乌梅、棕榈、血余合用,收涩止血,敛疮消肿,促进成脓和溃脓,以达到毒随脓泄的目的;另用白芷、苍术、冰片、辛香走窜,散结止痛,活血排脓,收散并用。诸药合用,共奏清热解毒、凉血化瘀、消肿止痛、去腐生肌之功。

▶ 【作用功效】

清热解毒,凉血化瘀,消肿止痛,去腐生肌。

▶ 【适应病症】

1. 治疗烧烫伤:除常见的家庭烧烫伤,对工业水泥烧伤、光电灼伤等均有不错的治疗效果。京万红软膏具有明显的镇痛作用,且止痛速度快,可以缓解患者被烫伤后火辣疼痛的不适感;还可以促进创面愈合,预防瘢痕生成。

2. 治疗各类皮肤损伤:如晒伤、褥疮、小儿尿布皮炎、带状疱疹、痤疮等。京万红软膏具有广谱抗菌效果及抗感染作用,有效防止愈合过程中可能出现的各种感染。

3. 治疗黏膜损伤:对肛肠疾病、口腔溃疡、妇科疾病等也有很好的治疗效果。

▶ 【本方歌诀】

无。

【用法用量】

用生理盐水清理创面,涂敷本品。或将本品涂于消毒纱布上,敷盖创面,消毒纱布包扎,每日1次。

【不良反应】

京万红软膏不良反应一般较小,偶有患者用药之后会出现过敏反应,如皮肤瘙痒或者皮疹等,一旦出现这些症状需要尽快停止用药。

【注意事项】

1. 本品为外用药,不可内服。

2. 本药使用时应注意全身情况,如有高烧、全身发抖等症状时,应及时去医院就诊。

3. 重度烧烫伤时不宜自我治疗,应去医院就诊。

4. 烫伤局部用药一定要注意创面的清洁干净,在清洁的环境下最好采用暴露疗法。

5. 轻度烧烫伤者,用药一天内症状无改善或创面有脓苔应去医院就诊。

6. 禁用人群:对本品过敏者禁用。

7. 慎用人群:过敏体质者、妊娠期妇女、运动员慎用。

8. 特殊人群:

(1)计划怀孕、妊娠期及哺乳期妇女请及时告知医生并咨询选择最佳治疗方案。

(2)儿童应在医生指导和成人监护下用药,请将此药品放在儿童不能接触的地方。

马应龙痔疮膏

马应龙痔疮膏,中成药,非处方药。

【方剂组成】

人工麝香、人工牛黄、珍珠、煅炉甘石粉、硼砂、冰片、琥珀。

【本品性状】

为浅灰黄色或粉红色的软膏;气香,有清凉感。

【方剂来源】

出自2020年版《中华人民共和国药典》,又名马应龙麝香痔疮膏。

【方剂解读】

方中麝香活血散结,消肿止痛,促疮口愈合,为君药。牛黄、冰片消热解毒,止痛;琥珀活血散瘀,珍珠清热解毒,收敛生肌;炉甘石拔毒收湿,敛疮生肌,共为臣药。诸药合用,共奏清热燥湿、活血消肿、祛腐生肌之功。

▶ 【作用功效】

清热燥湿,活血消肿,祛腐生肌。

▶ 【适应病症】

治饮食不节,燥热内生,下迫大肠所致的痔核较小,质较柔软,色鲜红或紫绀,大便时脱出肛外,便后自行回纳,便血或多或少,不痛;或发生于肛管齿线以下的痔,坠胀疼痛,有异物感;或肛门周围皮肤湿烂、流滋、结痂,出现丘疹、水疱、瘙痒。

▶ 【本方歌诀】

无。

▶ 【用法用量】

外用,便后或每晚临睡前洗净患处,后涂用,每日 1～2 次。

▶ 【不良反应】

1. 便秘,口干,出汗减少,口鼻以及咽喉、皮肤干燥,视力模糊,老年患者可能会出现排尿困难、前列腺肥大的症状。

2. 长期使用麝香以及珍珠会对自身的生殖系统造成一定的影响,容易引起不孕不育的症状,妊娠期妇女使用容易出现流产的症状。

▶ 【注意事项】

1. 本品为外用药,禁止内服。

2. 用毕洗手,切勿接触眼睛、口腔等黏膜处。

3. 禁用人群:对本品过敏者、妊娠期妇女、青光眼患者要禁用。

4. 慎用人群:过敏体质者、运动员慎用。

5. 特殊人群:

(1) 儿童应在医生指导和成人监护下用药,请将此药品放在儿童不能接触的地方。

(2) 哺乳期妇女、年老体弱者应在医生指导下使用。

6. 保持大便通畅。

7. 内痔出血过多或出现原因不明的便血应去医院就诊。

8. 用药 3 天症状无缓解,应去医院就诊。

黄 柏 洗 液

黄柏洗液,中成药,OTC甲类。

【方剂组成】

黄柏、地肤子、百部、苦参、冰片、白鲜皮、蛇床子。

【本品性状】

为红棕色液体。

【方剂来源】

出自2020年版《中华人民共和国药典》。

【方剂解读】

黄柏洗液主要含黄柏、蛇床子、地肤子等中药,有清热燥湿、祛风止痒的作用,可以用在有湿热的皮肤病上,尤其亚急性湿疹的湿敷。因为一般亚急性湿疹会有渗出,会有继发的细菌感染,黄柏液有杀菌消炎的作用,能够抑制这些细菌的生长,能够减轻亚急性炎症。

【作用功效】

1. 用于皮肤病:如接触性皮炎、湿疹、手足癣、体股癣等;

2. 用于湿热蕴结所致的妇女带下量多,色黄如脓或呈泡沫状,气味臭秽等。

【适应病症】

1. 女性细菌性、霉菌性、淋菌性、滴虫性以及老年性阴道炎及外阴炎。

2. 用于湿热下注所致的阴部瘙痒、宫颈糜烂或灼热痛,宫颈炎,尿道炎,白带过多。

3. 用于不洁性生活引起的淋病、尖锐湿疣、梅毒等病的治疗;性传播疾病的预防。

4. 适用于男性因葡萄球菌、支原体、衣原体、白色念珠菌、霉菌、杆菌、淋球菌等诱发的尿道炎、前列腺炎、龟头炎等疾病。

【本方歌诀】

无。

【用法用量】

1. 用于皮肤病:用25%浓度洗液(即取本品25 mL加冷开水稀释至100 mL)湿敷患处或直接用原液涂擦,每日3次。

2. 用于妇科炎症:用10%浓度洗液(即取本品10 mL加温水稀释至100 mL)擦洗外阴或借助冲洗器用10%浓度洗液进行阴道深部冲洗,每日1次。

【不良反应】

黄柏洗液可能导致患者局部皮肤出现刺激、干燥、过敏的症状。黄柏液具有清热解毒、消肿去腐的功效,对身体组织有一定的刺激性,因此眼结膜、会阴、肛门等皮肤黏膜比较敏感的部位,应该尽量避免使用。由于黄柏液中的黄柏有燥湿的功效,皮肤比较干燥的人群也应当避免使用。建议患者遵医嘱用药,不要盲目用药,以免发生副作用。

【注意事项】

1. 本品为外用,忌口服;开瓶后要放置在冷处(2～10℃)密闭保存,不宜久存。

2. 应当少吃辛辣刺激性食品,如辣椒、葱、蒜、花椒等;不得用于性生活中对性病的预防。

3. 禁用人群:对本品过敏者禁用。

4. 慎用人群:孕妇慎用。

5. 特殊人群:儿童应在医生指导和成人监护下用药,请将此药品放在儿童不能接触的地方。

6. 治疗期间注意患者的防护,避免二次感染。

消肿止痛酊

消肿止痛酊,中成药,处方药,医保乙类。

【方剂组成】

木香、防风、荆芥、细辛、五加皮、桂枝、牛膝、川芎、徐长卿、白芷、莪术、红杜仲、大罗伞、小罗伞、两面针、黄藤、栀子、三棱、沉香、樟脑、薄荷脑。

【本品性状】

为黄褐色的澄清液体;气芳香,味辛、苦。

【方剂来源】

出自2020年版《中华人民共和国药典》。

【方剂解读】

方中大罗伞、小罗伞清热解毒,祛风止痛,消肿活血;黄藤、栀子清热解毒;三棱、莪术、川芎活血化瘀;木香、沉香理气止痛;五加皮、牛膝、杜仲坚筋骨,通筋络;防风、荆芥、白芷、薄荷脑祛风通络止痛;细辛、桂枝温经散寒;徐长卿止痛;两面针活血行气以助止痛之功;樟脑辛散走窜,温经通脉,行气止痛。诸药合用,共奏舒筋活络、消肿止痛之功。

▶ 【作用功效】

舒筋活络，消肿止痛。

▶ 【适应病症】

用于跌打损伤、风湿骨痛、无名肿毒及腮腺炎肿痛。可治疗手、足、耳部位的Ⅰ度冻疮（急性期），症见：局部皮肤肿胀、瘙痒、疼痛。

▶ 【本方歌诀】

无。

▶ 【用法用量】

外用，擦患处。用于冻疮：外用，擦患处，待自然干燥后，再涂搽一遍，每日2次，7日为1个疗程。

▶ 【不良反应】

偶见局部刺痛。

▶ 【注意事项】

1. 忌食生冷、油腻食物。

2. 切勿接触眼睛，皮肤破溃处禁用。

3. 禁用人群：妊娠期妇女和对本品过敏者禁用；破损皮肤禁用；对乙醇过敏者禁用。

4. 慎用人群：过敏体质或对多种药物过敏者慎用。

5. 特殊人群：

（1）妊娠期妇女禁用，经期及哺乳期妇女慎用。

（2）儿童应在医生指导和成人监护下用药，请将此药品放在儿童不能接触的地方。

（3）年老体弱者应在医生指导下使用。

6. 本品不宜长期或大面积使用，用药后皮肤过敏者应停止使用，症状严重者应去医院就诊。

如意金黄散

如意金黄散，中成药，OTC甲类，医保甲类。

▶ 【方剂组成】

姜黄、大黄、黄柏、苍术、厚朴、陈皮、甘草、生天南星、白芷、天花粉。

▶【本品性状】

为黄色至金黄色的粉末;气微香,味苦、微甘。

▶【方剂来源】

源于明代陈实功的《外科正宗》。

▶【方剂解读】

方中黄柏、大黄清热燥湿,泻火解毒,共为君药。姜黄破血通经,消肿止痛;白芷、天花粉燥湿消肿,排脓止痛,以加强君药解毒消肿之效,共为臣药。陈皮、厚朴燥湿化痰,行滞消肿;苍术燥湿辟秽,逐皮间结肿;天南星燥湿散结,消肿止痛,共为佐药。甘草清热解毒,调和药性,为使药。诸药合用,共奏清热解毒、消肿止痛之功。

▶【作用功效】

清热解毒,消肿止痛。

▶【适应病症】

用于热毒瘀滞肌肤所致的疮疡肿痛,症见:肌肤红、肿、热、痛,亦可用于跌打损伤。

▶【本方歌诀】

如意金黄散大黄,姜黄黄柏芷陈苍,南星浓朴天花粉,敷之百肿自当安。

▶【用法用量】

外用。红肿,烦热,疼痛,用清茶调敷;漫肿无头,用醋或葱酒调敷;亦可用植物油或蜂蜜调敷。每日数次。

▶【不良反应】

本品可能引起瘙痒、刺痛、皮疹(如红斑、丘疹、水疱)等。

▶【注意事项】

1. 忌辛辣刺激性食物。

2. 禁用人群:妊娠期妇女、婴幼儿、皮肤破溃皮损或感染处禁用;对本品及所含成分(包括辅料)过敏者禁用。

3. 慎用人群:过敏体质者、糖尿病严重者慎用。

4. 特殊人群:

(1) 妊娠期及哺乳期妇女禁用。

(2) 儿童应在医生指导和成人监护下用药,请将此药品放在儿童不能接触的地方。

(3) 老年人具体用药请咨询医生,不可随意自行用药。

◇ **思考题**

1. 简述常用外用中成药的剂型。

2. 简述京万红软膏、如意金黄散的不良反应和注意事项。

参 考 文 献

[1] 国家药典委员会. 中华人民共和国药典(2020 年版)[M]. 北京：中国医药科技出版社,2020.

[2] 中华人民共和国国家卫生健康委员会. 国家基本药物目录(2018 年版). [EB/OL](2018 - 10 - 25)[2022 - 10 - 15]. www. hnc. gov. cn/wjw/jbywml/201810/600865149f4740eb8ebe729c426fb5d7. shtml.

[3] 国家药典委员会. 中华人民共和国药典临床用药须知：中药成方制剂卷(2020 年版)[M]. 北京：中国医药科技出版社,2022.

[4] 翟华强,王燕平. 临床常用方剂与中成药[M]. 北京：人民卫生出版社,2020.

[5] 冷方南. 中国基本中成药：一部 大内科系统用药[M]. 北京：人民军医出版社,2011.

[6] 陈奇,张伯礼. 中国中成药名方药效与应用丛书[M]. 北京：科学出版社,2021.

[7] 李学林,崔瑛,曹俊岭. 实用临床中药学(中成药部分)[M]. 北京：人民卫生出版社,2013.

[8] 陈仁寿. 新编临床中成药学[M]. 北京：科学出版社,2012.